Docteur Gabriel BIDOU

de Grenoble.

LA SCOLIOSE ET SON TRAITEMENT

Préface du Professeur DURET

Ancien Chirurgien des Hôpitaux de Paris,
Professeur de clinique chirurgicale à la Faculté libre de Lille,
Associé de l'Académie de Médecine.

Ouvrage orné de 52 planches hors texte.

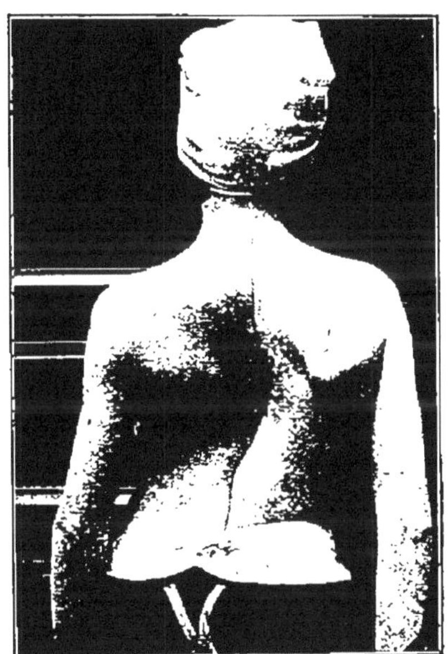

PARIS

A. MALOINE, éditeur

25-27, Rue de l'École de Médecine, 25-27

1913

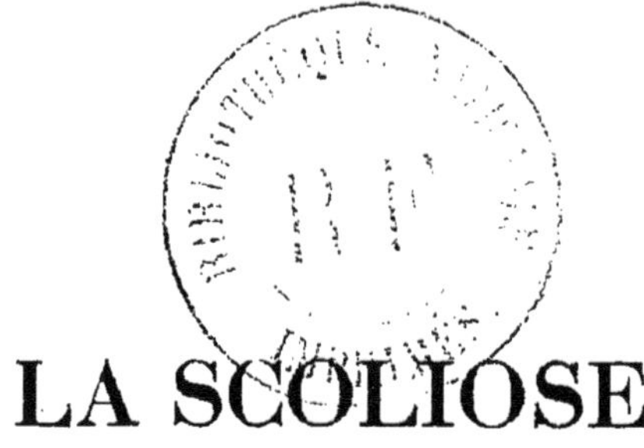

LA SCOLIOSE

Docteur Gabriel BIDOU

de Grenoble.

LA SCOLIOSE
ET SON TRAITEMENT

Préface du Professeur DURET

Ancien Chirurgien des Hôpitaux de Paris,
Professeur de clinique chirurgicale à la faculté libre de Lille,
Associé de l'Académie de Médecine.

Ouvrage orné de 52 planches hors texte.

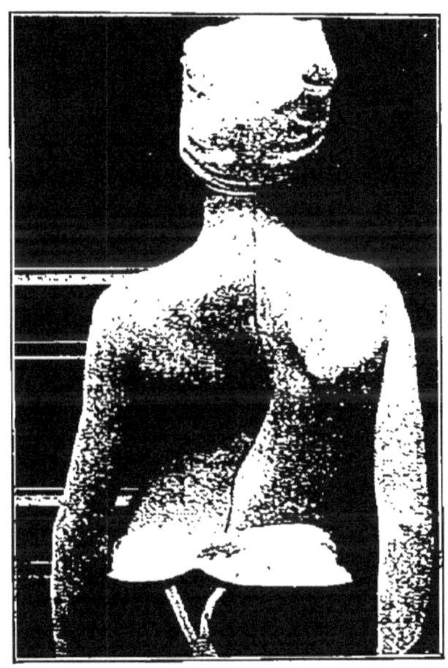

Prix : 6 francs.

PARIS

A. MALOINE, éditeur

25-27, Rue de l'École de Médecine, 25-27

1913

PRÉFACE

L'orthopédie a toujours occupé une large place dans la *chirurgie française* sous l'inspiration de maîtres tels que MALGAIGNE, DUVAL, BOUVIER, VERNEUIL, KIRMISSON, et en province, de PRAVAZ, de BONNET (de Lyon), de CALOT (de Berck), de MENCIÈRE (de Reims), de GUERMONPREZ (de Lille), de DOMENY (de Rennes), de GAUDRON (de Bordeaux)... A ces noms, il serait injuste de ne pas ajouter ceux de DUCHENNE (de Boulogne) et de GIRAUD-TEULON, qui ont fait accomplir des progrès considérables à la physiologie et à la thérapeutique neuro-musculaires, parties adjuvantes des plus précieuses, pour le diagnostic et la cure des affections articulaires.

Le docteur Gabriel BIDOU, un de nos anciens élèves en chirurgie, a désiré prendre place parmi les chirurgiens orthopédistes, justement accrédités. Depuis douze ans, son habileté, son ingéniosité et sa dextérité lui ont créé une notable réputation. Son ouvrage sur la SCOLIOSE, qu'il édite aujourd'hui, la confirmera et l'étendra.

On ne sera pas surpris d'y trouver des vues originales, sur la pathogénie et la clinique de la SCOLIOSE ESSENTIELLE ; et surtout, ce qui en fait la valeur particulière, des *méthodes de traitement* rationnelles et personnelles, judicieusement appliquées, en même temps que l'invention *d'appareils redresseurs* et *arthromoteurs* très ingénieux et efficaces.

L'ouvrage du docteur Bidou est en réalité un MANUEL PRATIQUE, destiné principalement à vulgariser parmi les médecins, les notions les plus solidement acquises sur la *scoliose essentielle,* les déformations qu'elle entraîne, et les troubles organiques qu'elle détermine. En même temps, sont exposées de la manière la plus limpide et la plus brève, les meilleures méthodes de traitement, par la *gymnastique des mouvements,* par la *gymnastique respiratoire* et *abdominale,* par le *massage, l'électrisation,* la *mécanothérapie* et les *corsets orthopédiques*. Il donne, en particulier, des règles précises, sur la fabrication des *corsets en celluloïd*.

De très belles *photographies* et *figures* représentent des *pièces pathologiques* judicieusement choisies, et illustrent clairement les *déformations osseuses* de la scoliose ; elles contribuent, avec le concours d'un texte très précis, à bien faire comprendre les déformations, torsions, affaissements, compensations, qui s'opèrent dans les os du rachis et du thorax. D'autres montrent les divers mouvements à accomplir dans les exercices gymnastiques, perfectionnés par l'auteur, ou représentent les appareils *articulomoteurs* en action, l'application des appareils *redresseurs,* le mode d'emploi du *scoliographe automatique* et du *cypho-costomètre.* Tous ces appareils sont d'ingénieuses et patientes inventions personnelles, exécutées par d'habiles constructeurs.

Nous ne craignons pas d'affirmer que le docteur Bidou a fait œuvre tout à fait originale et *très pratique,* dans son *livre* et dans ses *méthodes de traitement* de la SCOLIOSE. Son ingéniosité l'a amené à créer des *appareils* de *mécanothérapie* à l'aide desquels il a obtenu des résultats rapides et *dignes d'attention.*

Nous le remercions, et nous le félicitons de cet effort de sage décentralisation, qui prouve que, dans le champ de la chirurgie française, des activités nouvelles naissent en divers lieux; elles seront fécondes en d'utiles résultats, au point de vue scientifique et thérapeutique.

Professeur H. Duret,

Associé de l'Académie de Médecine.

AVANT-PROPOS

La scoliose est une maladie de plus en plus fréquente.

Le travail acharné auquel on soumet les enfants, pour arriver à « boucler » les programmes scolaires, l'usage mal compris de certains sports... sont les principales raisons de l'augmentation régulièrement croissante des déviations de la colonne vertébrale.

Il est vrai que le traitement de la scoliose est long et nécessite une organisation médicale un peu spéciale. C'est ce qui explique le découragement des médecins et des parents. Pour ces derniers, l'ignorance complète où ils sont des conséquences graves qui peuvent découler du fait d'avoir un axe vertébral dévié, devient leur excuse et entache la responsabilité des enseignants.

La plupart du temps, les enfants déviés sont abandonnés aux mains de bandagistes qui les enferment dans des appareils plus ou moins bardés de fer. Les parents ont alors le contentement d'avoir « *fait le nécessaire* » !

Et l'on sait, cependant, que les scoliotiques

sont des candidats aux affections pulmonaires et à toutes espèces de désordres généraux !

Nous avons essayé, en écrivant cet ouvrage, d'éclairer un peu cette question de la scoliose, non pas au point de vue des longues théories qui divisent, et diviseront longtemps encore, les orthopédistes, mais, au contraire, dans l'espoir de simplifier l'étude de cette affection, de façon à raviver les souvenirs des praticiens, éloignés par leur clientèle courante, de cette orthopédie spéciale, et à indiquer aux parents, par un exposé aussi net que possible, ce qu'ils doivent connaître de cette maladie et de son hygiène préventive.

Nous passerons donc, rapidement, sur les points abstraits et purement théoriques, que l'on trouvera enseignés dans de très bons ouvrages modernes; et nous insisterons sur ceux que douze années de spécialisation nous ont fait reconnaître comme étant les plus utiles à connaître et aussi les plus ignorés.

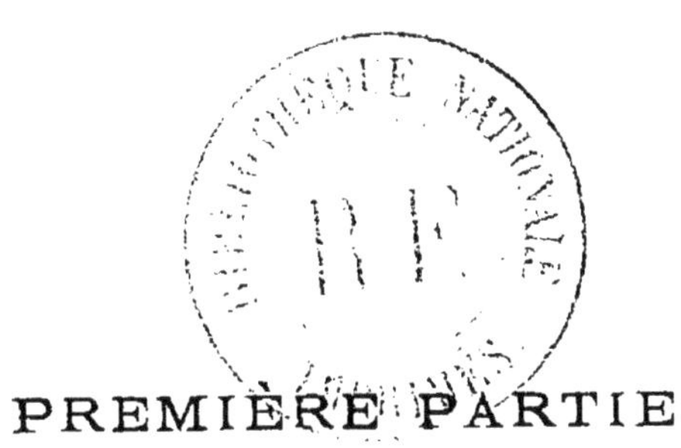

PREMIÈRE PARTIE

LA SCOLIOSE

CHAPITRE PREMIER

LA SCOLIOSE EN GÉNÉRAL

La colonne vertébrale et ses attaches. — Scoliose du premier, deuxième, troisième degré. — Voussure costale. — Les différentes théories.

La scoliose est la déviation latérale du rachis.

Elle est appelée « scoliose droite » ou « scoliose gauche », suivant que la courbe principale est à convexité droite ou à convexité gauche. — Suivant aussi que les lésions sont plus ou moins accentuées, elle est dite du 1er, du 2e ou du 3e degré.

Il faut, pour la bonne compréhension de la question, se figurer la colonne vertébrale, comme étant un arbre souple, formé de disques empilés les uns au-dessus des autres, et reliés entre eux par de petits ligaments, de façon à former un ensemble résistant, tout en demeurant parfaitement flexible.

Que l'on suppose, entre ces différents disques solides, d'autres petits disques d'une substance plus malléable, et que l'on se représente enfin cet arbre souple, maintenu vertical par la traction égale et constante de cordages bilatéraux, ainsi qu'il existe pour les mâts des navires, et l'on aura la représentation exacte de la colonne vertébrale et de ses attaches.

Elle est, en effet, constituée par des disques solides (vertèbres) empilés les uns au-dessus des autres et séparés entre eux par d'autres disques d'une substance moins résistante (disques intervertébraux, cartilages). Ils s'unissent par de petits ligaments dits « ligaments intervertébraux ». Le tout forme un ensemble ferme, tout en restant souple, maintenu vertical et que la traction synergique des cordages de notre comparaison nommés muscles des gouttières vertébrales, muscles spinaux, sacro-spinaux... maintient vertical.

Si nous reprenons la comparaison de notre mât, dont les cordages tirent normalement à droite et à gauche, et si nous supposons que l'on supprime ou que l'on affaiblisse simplement un ou deux cordages du même côté, on comprendra que ce mât, abandonné d'un côté et tiré de l'autre, s'inclinera fatalement du côté le plus fort !

Si nous supposons encore que les cordages, restant intacts, on vienne à limer légèrement le bord d'un ou de plusieurs des disques dont l'empilement forme le mât, à affaiblir, par consé-

Fig. 1

SCOLIOSE DORSALE DROITE

A COMPENSATIONS CERVICALE ET LOMBAIRE

GAUCHES

On doit remarquer sur cette gravure :

1º l'effondrement latéral des vertèbres de la concavité dorsale ;

2º la synostose réunissant entre elles 4 vertèbres dorsales ;

3º le mouvement de torsion de l'axe sur lui-même, en 3 plans : vertical, dorsal, lombaire.

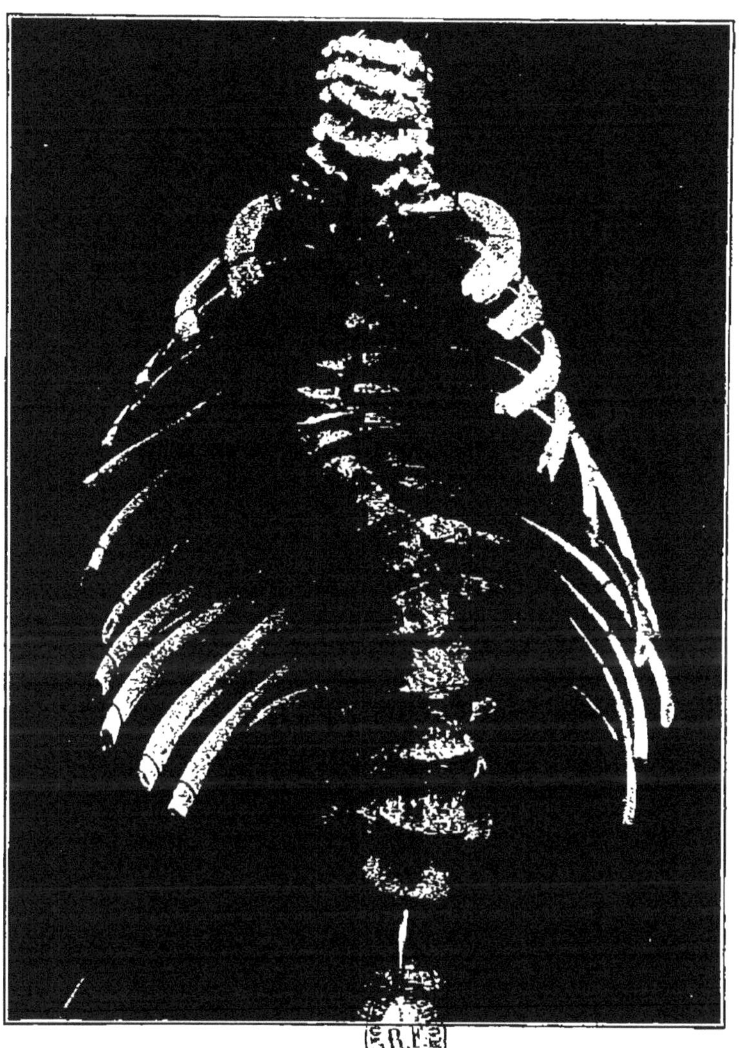

FIG. I

quent, l'axe par l'un de ses côtés, on comprendra que ce mât, diminué, affaibli, se laissera entraîner, les cordages opposés ne pouvant plus le retenir dans sa chute.

Remplaçons maintenant le mot *mât* par *colonne vertébrale* et l'expression *cordages* par *muscles* et nous assisterons à deux formations différentes de déviations latérales du rachis.

Dans le premier cas, ce sera la représentation de la scoliose essentielle, et dans le second cas, celle de la scoliose osseuse, dite rachitique.

Donc, au début, le rachis est incliné d'un côté et forme le dessin d'un C. Cette scoliose en C constitue la scoliose du type dit du « premier degré ».

Mais de cette façon, l'équilibre du malade est rompu. Celui-ci tend en effet à tomber du côté de la convexité. Que se passe-t-il alors pour rétablir l'équilibre?

L'enfant pour compenser cette rupture d'équilibre, ce « *gauchissement* », se « *gauchira* » dans le sens opposé, d'une quantité égale, de façon à ramener le centre de gravité à l'axe humain. Autrement dit, il penchera le bassin et la tête du côté opposé à la flexion du rachis, de façon à « compenser » par une instinctive et judicieuse répartition des masses la déviation accidentelle de son rachis.

Ces mauvaises attitudes, d'une musculature ou d'une ossature affaiblie, se fixent naturellement, très vite; et le rachis dont le tiers moyen, par exemple, formait un C à convexité droite, formera un autre C de sens opposé, c'est-à-dire à convexité gauche. La flèche de cette nouvelle courbure sera égale à celle du premier C, de façon à rétablir la verticalité de l'axe, autrement dit l'équilibre du corps.

Nous avons alors la scoliose en S, constituée, formant la scoliose dite du deuxième degré, à convexité dorsale, droite, par exemple, et à compensation lombaire gauche.

Mais cet accord n'est pas aussi parfait qu'on pourrait le supposer. Il est, en effet, impossible que les deux C opposés puissent être de flèches égales.

En effet, si nous supposons une scoliose dorsale droite, intéressant les douze vertèbres dorsales et formant de leur ensemble un C unique, on comprendra que la région lombaire composée de cinq vertèbres seulement ne pourra établir une courbe égale à la courbe dorsale. Il faudra donc que la région cervicale vienne en aide à la région lombaire et toutes deux opposeront alors un C inverse à celui de la région dorsale. La somme des flèches de ces deux courbes extrêmes sera, de ce fait, égale à la flèche de la courbe unique dorsale. L'équilibre sera rétabli — et nous aurons la scoliose à trois courbes.

Au surplus, ces compensations ne sont pas aussi absolues qu'on pourrait l'admettre *à priori*.

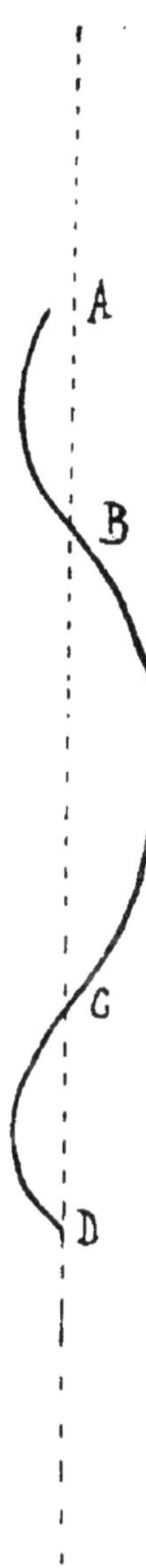

FIG. 2

En, effet, s'il est agréable pour l'esprit d'admettre la répartition des courbes entre elles d'une façon si harmonieuse qu'elle rétablisse l'équilibre parfait, il faut cependant s'incliner devant le fait suivant : c'est que la flèche de la courbe dorsale n'est jamais compensée absolument par la somme des flèches des courbes cervicales et lombaires.

Schématiquement AB étant la région cervicale,

BC la région dorsale,

CD la région lombaire,

les courbures compensatrices s'orienteront par rapport à l'axe AD, comme l'indique la figure ci-contre.

On pourrait croire que la compensation est établie lorsque les flèches sont telles que

$$BC = AB + CD$$

Or, l'expérience montre qu'il n'en est pas ainsi et que BC excède toujours sensiblement la somme des deux autres :

Ce phénomène physiologique doit être expliqué, à notre avis, de la façon suivante :

Si nous considérons les vertèbres comme étant des voussoirs, nous remarquons qu'elles ne sont pas de diamètre et de base semblables. Elles ne peuvent donc pas s'orienter d'après des angles semblables. Enfin, si le raisonnement peut être juste pour un axe squelettique, il est faux pour une colonne vertébrale sur laquelle agissent, en différents sens, des muscles nombreux, et d'inégales puissances.

Il serait intéressant d'étudier l'effort donné par chacun de ces muscles en travail, proportionnellement les uns aux autres, mais cette question de mécanique animale est trop compliquée pour que nous puissions la développer dans cet ouvrage.

La scoliose à trois courbures est donc plus fréquente qu'on ne le pense ; on a l'habitude de ne signaler que la compensation lombaire, on voit la dénivellation des hanches et l'on ne s'aperçoit pas que l'axe de la tête et celui du tronc ne sont pas dans le prolongement l'un de l'autre !

Pour nous, d'après les scolioses nombreuses que nous avons examinées depuis douze années, nous estimons que la scoliose à deux courbes en S est une rareté et que si les observateurs avaient toujours pointé les apophyses épineuses cervicales, ils eussent été frappés et fait la même constatation que nous.

Mais c'est toujours la septième cervicale que l'on prend comme point de départ de l'inscription d'une déviation, tandis que les vertèbres supérieures sont considérées comme étant sans intérêt ! Cette mauvaise habitude peut devenir la cause de grosses erreurs.

Les trois courbes latérales, dont nous venons de parler, ne sont pas encore les seules qui existent dans les déviations de la colonne vertébrale.

Le rachis, de par sa structure anatomique, ne peut pas s'infléchir latéralement sans faire subir en même temps à son axe un mouvement de torsion sur lui-même.

On peut admettre, schématiquement, que les côtes sont insérées perpendiculairement à l'axe central. On comprend donc que si cet axe vient à se tordre sur lui-même, les pièces latérales y insérées s'orienteront d'une façon telle que celles qui partent du côté du rachis, ayant subi le mouvement de rotation d'avant en arrière, seront comme repoussées en arrière, entraînant l'omoplate qui se trouve attachée à leur destinée. — L'aspect général, dû à ce mouvement d'ensemble, sera celui d'une haute gibbosité latérale postérieure. — Elle est dite « *voussure costale* ».

La voussure costale constitue la quatrième courbe *constante* de la scoliose, courbe dans le plan antéro-postérieur.

Nous disons « *constante* ». En effet, dès l'apparition du premier degré, parfois même avant que la courbe soit bien apparente, les parents se rendent compte que l'enfant a une omoplate « plus grosse » que l'autre. L'omoplate, en question, est toujours celle qui se trouve du côté de la convexité dorsale. Nous verrons, en effet, plus loin (anatomie pathologique) qu'à chaque segment de colonne vertébrale fléchi latéralement correspond une torsion dirigée vers la convexité. D'où il suit que, dans la scoliose à deux ou trois courbures, nous assistons à un mouvement de torsion double ou triple dont les axes sont opposés les uns aux autres, ce qui donne à la colonne vertébrale une forme hélicoïde.

Tel est le type général de la scoliose.

Nous le définirons dès lors de la façon suivante :

La scoliose est une déviation latérale de l'axe vertébral avec torsion sur lui-même. Primitivement à courbure unique, cette affection peut se transformer en courbures multiples et angles de torsion différents. Suivant les différentes étapes de la maladie et l'évolution des lésions, elle est dite du premier, du deuxième ou du troisième degré — et peut compromettre gravement les fonctions des organes splanchniques.

CHAPITRE II

LES DIFFÉRENTES SCOLIOSES (1)

Scoliose rachitique. — Le rachitisme, son traitement. —
Scoliose pleurétique. — Scoliose professionnelle. —
Scoliose compensatrice.

Il existe plusieurs espèces de scolioses, nettement déterminées, et suivant que l'on aura à traiter l'une ou l'autre, on en variera évidemment la thérapeutique.

Nous estimons qu'il faut réduire la classification détaillée qui a été donnée par les auteurs et ramener les différentes scolioses à cinq types, — ce sont :

1° la scoliose rachitique ;

2° la scoliose pleurétique ;

---

(1) LES DIFFÉRENTES THÉORIES. — Sans vouloir répéter l'historique bien connu et maintes fois édité des nombreuses théories, qui ont partagé les chirurgiens, nous citerons rapidement et pour mémoire les trois thèses les plus intéressantes :

1° La théorie osseuse, défendue par Duval, Bouvier, Lesser, Kirmisson.

2° La théorie ligamenteuse, défendue par Paré et Malgaigne, abandonnée de tous.

3° La théorie musculaire qui est celle de Mayor, Ling, Boyer, Guérin, Delpech, Enlenborg, Sayre, Brawell, Duchesnes de Boulogne.

Ces trois théories différentes comportent un grand nombre de subdivisions. Le lecteur nous pardonnera de les laisser dans l'ombre.

De ces théories, toutes ont une part de vérité. Il ne faut pas oublier que, puisqu'il y a plusieurs espèces de scolioses, il y a plusieurs causes.

La scoliose rachitique est, par exemple, une scoliose osseuse et la scoliose essentielle est d'origine musculaire.

3° la scoliose professionnelle ;

4° la scoliose compensatrice ;

5° et enfin la scoliose essentielle dite des adolescents (1).

C'est sur cette dernière que nous nous arrêtons davantage. Elle sera l'objet principal de cet ouvrage.

1° LA SCOLIOSE RACHITIQUE (2)

La scoliose rachitique est une scoliose osseuse d'emblée. Nous voulons dire par là que cette

---

(1) Nous citerons sans nous y arrêter, la scoliose congénitale.

Bien que certains auteurs, comme Mouchet, l'aient décrite, nous ne croyons pas qu'elle existe réellement, sauf chez les monstres. Mais on a confondu souvent la scoliose congénitale et la scoliose du bas âge.

Mouchet, son défenseur, cite comme cas de scoliose congénitale celui où un coin osseux, s'étant interposé entre deux vertèbres, avait fait basculer celles-ci, limitant à leur niveau un angle de flexion. — Ce fait ne peut vraiment pas prouver l'existence de la scoliose congénitale.

Il faut cependant dire un mot de ce que certains auteurs, comme Glisson, Chaussier, Guérin, Trousseau, ont appelé le rachitisme congénital.

Ce rachitisme spécial, dû à la non fixation de sels calcaires par le tissu osseux, pourrait dans une certaine mesure expliquer des cas de scoliose congénitale. Mais les auteurs partisans de ce rachitisme fœtal ne donnent aucun exemple de scoliose congénitale, à proprement parler. Nous admettons très bien que le rachitisme fœtal peut être une cause prédisposante de déviations futures.

(2) Il faut lutter contre ce préjugé courant, que le rachitisme est presque une maladie honteuse. Tous les parents se défendent énergiquement d'avoir un enfant rachitique — à ce point que les médecins hésitent à utiliser ce terme. — Préjugé ridicule et qui ne change pas les choses ! Il n'y a pas de déshonneur à avoir un enfant dont la première alimentation a été défectueuse, ce qui se dit en bon français « avoir un enfant rachitique ». Ce n'est pas la faute des enfants et bien souvent ce n'est pas, non plus, celle des parents. Ceux-ci ont péché le plus souvent par ignorance ou même par désir de trop bien faire, en nourrissant d'une façon exagérée leurs enfants.

déviation se forme en dehors de toute action musculaire, de toute mauvaise tenue scolaire ou autre. Elle est de même nature que le « genu valgum,» les courbures rachitiques, les déformations thoraciques. C'est, en un mot, un phénomène ordinaire du rachitisme.

Pour que le lecteur se rende bien compte de cette scoliose, qui est de beaucoup la plus grave, nous croyons intéressant de préciser quelque peu cette question du rachitisme.

Le rachitisme est le résultat d'une mauvaise nutrition première. Les enfants nourris au lait maternel et dont l'alimentation est bien réglée et de durée suffisante, ne sont jamais rachitiques.

On n'admet pas, jusqu'ici, que le rachitisme soit héréditaire en l'état.

Donc, une mauvaise alimentation de l'enfance, insuffisante en sels calcaires, trop abondante ou trop pauvre, quoique rarement insuffisante, provoque des troubles gastro-intestinaux, de la dilatation de l'estomac et de l'intestin, d'où intoxication.

Etudions, en effet, l'évolution du rachitisme. — Nous n'y voyons pas, d'emblée, des troubles osseux. Avant d'avoir une poitrine en carène, une voûte palatine ogivale, une mauvaise dentition, des nouures, des déformations des os longs, un chapelet chondro-costal, un bassin rétréci... tous symptômes du rachitisme établi, l'enfant glouton, nourri d'une alimentation grossière et

exagérée en quantité, l'enfant gros et joufflu
« qui mange tout comme nous », aura un gros
ventre large et aplati, marques d'un estomac
et d'un intestin dilatés. Il n'aura pas de sangle
abdominale, le ventre sera mou.

Peu à peu, les autres symptômes s'installeront.
Ce sera d'abord la déformation thoracique. La
masse intestinale dilatée, repoussant en haut les
dernières côtes donneront à la région abdominale
l'aspect d'un ventre de grenouille — on le dit du
reste, « ventre de batracien ». Les côtes molles et
décalcifiées se laisseront distendre, tandis que les
premières s'enfonçant vers l'intérieur de la poitrine, donneront au thorax l'aspect d'un cône à
base inférieure.

L'estomac et l'intestin ne fonctionnent pas normalement ; des fermentations exagérées amènent
de la boulimie, de la polyphagie, de la polydypsie
qui augmentent par leur cercle vicieux la gravité
de l'état.

La nutrition générale des muscles et des os se
fait mal. C'est à ce moment qu'apparaît la scoliose ; elle est une des nombreuses manifestations
osseuses du rachitisme.

Les vertèbres décalcifiées et molles cèdent sous
toutes les pressions du corps, les muscles sans
consistance ni résistance sont inutiles et incapables, et la colonne vertébrale, qui, de tout
l'organisme a le plus gros effort à supporter, ne
peut suffire à sa tâche. Les vertèbres se dé-

forment, s'aplatissent, absolument dans le même esprit que le font tous les autres os.

Mais tout rachitique n'évolue pas fatalement vers la scoliose, de même que toute scoliose n'est pas rachitique. Cependant, il est évident que les moindres causes peuvent, dans ces conditions, produire les plus graves effets.

C'est pourquoi nous insistons sur les soins que l'on devra apporter à la tenue courante des enfants rachitiques. A ce propos, nous citerons cette déviation du bas-âge, souvent dénommée à tort « scoliose congénitale », qui est celle qui se crée chez les enfants que les nourrices ont la mauvaise habitude de porter constamment sur le même bras. La colonne vertébrale du petit rachitique constamment incurvée dans le même sens finit par prendre une attitude vicieuse. Ce fait, n'a, du reste, rien qui doive étonner, quand on songe combien il est fréquent de voir s'établir des scolioses chez les jeunes mères ou les jeunes bonnes d'enfants qui portent constamment leur bébé sur le même bras.

La scoliose rachitique est donc d'origine osseuse d'emblée. C'est une entité réelle.

A côté de ce rachitisme du bas-âge, qui nous fournit si fréquemment des scoliotiques, il est un autre mode de rachitisme que l'on a appelé « rachitisme tardif » et qui doit rentrer dans la catégorie des rachitiques-ostéomalaciques.

Les auteurs qui ont étudié d'une façon toute

spéciale et suivi les manifestations du rachitisme à toutes les périodes de la vie, s'accordent à considérer l'ostéomalacie comme un rachitisme d'adulte. Ce sont, en effet, deux mêmes maladies de la nutrition, deux antointoxications semblables. On y rencontre les mêmes lésions profondes, la même décalcification osseuse, les mêmes déformations et si l'on n'y trouve pas les nouures épiphysaires, c'est que les cartilages de conjugaison n'existent plus à l'âge où débute l'ostéomalacie à proprement parler.

Et sans nous lancer dans de longues discussions anatomo-pathologiques, nous savons que les bassins rachitiques et les bassins ostéomalaciques sont les mêmes, que les déformations des os iliaques, cédant sous le poids du corps sur les fémurs, sont semblables dans les deux cas et malheureusement aussi aggravent également l'avenir maternel des filles.

La manifestation déformante de l'axe vertical due au rachitisme tardif, qui nous intéresse ici, apparaît vers la puberté.

La caractéristique de ces scolioses est de subir volontiers les redressements passifs, mais de les subir à l'instar d'un gâteau de cire qui se déforme, sitôt formé, si on l'abandonne à lui-même.

Ces déviations sont le désespoir du praticien, car les traitements sont vains — nous dirons même qu'ils sont parfois nuisibles, en ce sens qu'ils peuvent augmenter la laxité des muscles et des ligaments et déformer, en sens différents, mais asymétriques, les surfaces des voussoirs vertébraux (voir pages suivantes).

A ces malades, des redressements doux et modérés par un ou deux corsets plâtrés peuvent rendre service, redressements qui seront continués et surtout maintenus par le port d'appareil de prothèse en celluloïde.

Le traitement général du rachitisme s'impose évidemment à eux encore plus qu'aux autres.

Il ne faut jamais s'attaquer au traitement d'une scoliose sans s'assurer auparavant de l'existence ou de la non-existence de tares rachitiques, car on ne soignera pas ces malades de la même façon que ceux qui sont indemnes de ces désordres de nutrition osseuse.

On retrouve facilement, avec un examen sérieux, un questionnaire bien conduit, les traces du rachitisme quand il y en a. Malheureusement, la question est habituellement bien simple et les tares rachitiques sautent aux yeux de l'examinateur.

On examinera le malade depuis sa voûte palatine jusqu'à ses épiphyses inférieures. — On demandera aux parents des détails sur l'alimentation première de l'enfant, sur le moment où s'est ossifiée la fontanelle supérieure, où les dents sont apparues, etc...

Il serait trop long de donner ici une liste détaillée des symptômes du rachitisme précoce ou tardif — les lignes qui précèdent suffiront, dans la plupart des cas, à éclairer l'examinateur et pour les détails plus précis, nous renvoyons le lecteur aux traités du rachitisme.

TRAITEMENT

Le traitement de la scoliose rachitique sera d'abord et avant tout un traitement général. En effet, le rachitisme étant une maladie de la nutrition générale, il est aisé de comprendre que le premier devoir du médecin est de s'attaquer à la cause avant d'aborder les effets, « *sublata causa, tollitur effectus* ».

L'enfant rachitique, atteint de scoliose, peut vous être présenté à différents âges :

a) Le rachitisme du premier âge.

Nous envisageons ici les déviations des tout jeunes enfants. Dans la plupart des cas, le traitement général bien conduit et les causes de mauvaise tenue supprimées, l'enfant guérira sans traitement local. Si l'enfant est encore à l'âge d'allaitement et que ce mode d'alimentation ait été abandonné en faveur des soupes et des bouillons plus ou moins épais, on s'assurera que l'enfant est bien réglé en quantité et en fréquence. Du reste, le traitement classique de la scoliose est impossible chez les tout petits. Cependant, il sera bon de retarder les premiers essais de marche et l'enfant restera étendu, le plus possible, sur une couche dure. Il ne sera jamais porté.

b) Scoliose rachitique du second âge,
soit de 4 à 8 ans, par exemple.

Ce sera toujours au traitement général qu'il faudra accorder toute l'attention. En dehors des bains de mer, les bains salés, les séjours dans des stations, comme Salins par exemple, ou la montagne seront à recommander,

L'alimentation sera réglementée avec le plus grand soin et sera particulièrement composée d'aliments riches en phosphates. Les farineux, les céréales, les œufs et le lait seront la base de la nourriture du petit rachitique.

Les médicaments de choix seront : le phosphate de chaux sous forme d'os pulvérisé, le sirop iodo-tannique, les glycérophosphates, la lécithine, l'huile de foie de morue...

Tous les enfants ne supportent pas l'huile de foie de morue, aussi ne faut-il pas s'entêter inutilement et, dans ce cas, les formules où rentrent le phosphore, l'iode, la graisse, seront à conseiller.

En un mot, le traitement local ne pourra donner de résultat appréciable qu'autant que l'économie générale du malade sera en parfait état d'entretien.

Ce traitement local, si l'enfant est trop jeune encore pour être confié à la mécanothérapie, au massage, ou comprendre les mouvements de gymnastique, consistera en repos allongé, de façon à diminuer le plus possible la surcharge au niveau du rachis. Le malade devra porter un corset-cuirasse léger, fait d'après un moulage légèrement correcteur, ce qui contribuera dans une large mesure à la correction progressive de ce jeune arbre dévié le long d'un tuteur rectifié.

Plus tard, vers 6 ou 7 ans et si l'enfant peut se rendre compte des différentes attitudes gymnastiques qu'on lui demande d'observer, ou lui fera suivre le traitement spécial que nous décrivons longuement plus loin — au chapitre de la scoliose essentielle et où nous prions le lecteur de bien vouloir se reporter. Dans l'intervalle des séances de traitement, l'enfant portera également un corset orthopédique de façon à ne jamais abandonner son axe vertical aux caprices d'une mauvaise tenue.

c) Scoliose du rachitisme tardif.

Ce que nous venons de dire pour le rachitique du deuxième degré s'applique *a fortiori* à la scoliose du rachitisme tardif. Cependant la gymnastique ne devra être conseillée que dans les cas légers. Nous avons dit, quelques pages plus haut, que la gymnastique pouvait être nuisible dans certains cas. Nous avons, en effet, présents à la mémoire plusieurs cas de rachitisme tardif grave ayant donné des déviations de l'axe vertébral, si accentuées d'emblée, qu'il eût été imprudent de

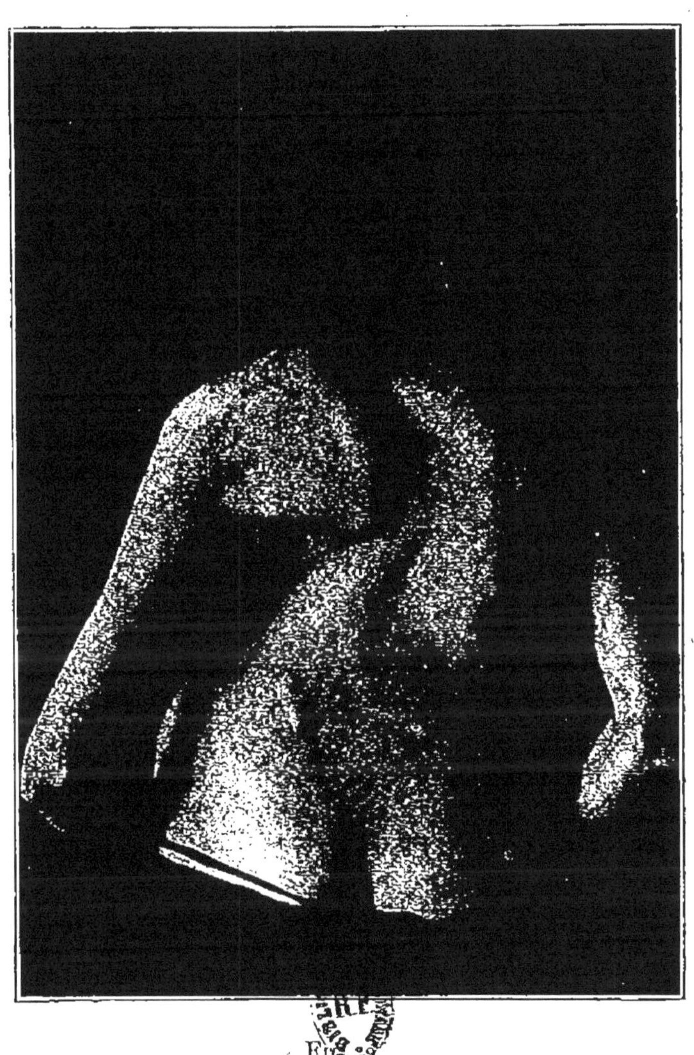

SCOLIOSE DE RACHITISME TARDIF

Fig. 9

demander le moindre effort aux muscles et à la charpente ostéomalacique. Ces malades ne doivent quitter l'extension que pour prendre des appareils de soutien.

De ces appareils de soutien, le meilleur est sans contredit l'appareil plâtré, c'est *le seul* qui immobilise vraiment et s'il est bien fait, il peut être rendu léger, et parfaitement supportable.

Il semble superflu de parler ici de la confection des appareils plâtrés dont on a beaucoup parlé dans ces dernières années. Dans plusieurs ouvrages même, on a donné des recettes pratiques pour leur construction. Il est vrai que peu de praticiens savent faire un bon appareil, que ce soit pour scoliose, coxalgie ou mal de Pott. On exécute en général une maçonnerie grossière, lourde et inexacte.

Certains auteurs ont cru bon de donner le temps minimum du dernier record, la quantité proportionnelle d'eau et de plâtre, etc., pour l'éducation des générations médicales. Le désir de bien faire est toujours louable, mais la confection de ce genre d'appareil n'est ni un sport, ni une recette culinaire. On apprend à travailler le plâtre par expérience et non autrement. Dans certains cas, en effet, on utilisera une bouillie claire et beaucoup plus d'attelles que de bandes, dans d'autres cas, ce sera le contraire, nous n'insisterons pas. Quant à la question de temps, la durée dépendra de l'adresse du praticien. Mais, c'est dans la confection d'un appareil léger et bien modelé, que se trouve la difficulté, c'est ce qui nous intéresse surtout dans le cas de la scoliose rachitique.

Etant donné que tout médecin, en dehors de ceux qui se sont spécialisés en orthopédie, peut et doit savoir confectionner un appareil de coxalgie ou de mal de Pott, il faut simplifier le « coup de main » qui donne le succès par l'habitude.

Nous croyons donc rendre nous-même service aux praticiens en leur indiquant le procédé très simple du *plâtre armé*.

On peut « armer » le plâtre comme on « arme » du ciment.

Nous ne parlerons pas d'appareils très spéciaux, comme ceux de redressement orthopédique du pied bot avec des attelles d'aluminium rappelant le sabot de Venel, noyées dans le plâtre. Il faut avoir, pour appliquer ces armatures, un atelier et surtout un excellent ouvrier sachant marteler et polir l'aluminium — ce qui est difficile.

Plus simplement, nous conseillons l'usage de la toile métallique galvanisée qui est d'un maniement facile.

Voici comment on peut l'utiliser :

Après avoir habillé le tronc ou le membre d'un tube de jersey sous lequel on aura mis, aux endroits voulus, les couches d'ouate nécessaires, on posera des attelles de tarlatane plâtrée et on

Fig. 3

SCOLIOSE DORSALE DROITE RACHITIQUE

On remarquera le tassement général de tout le thorax décalcifié, les déformations des côtes.

Le sternum est repoussé fortement en avant, donnant bien l'aspect de la poitrine en carène.

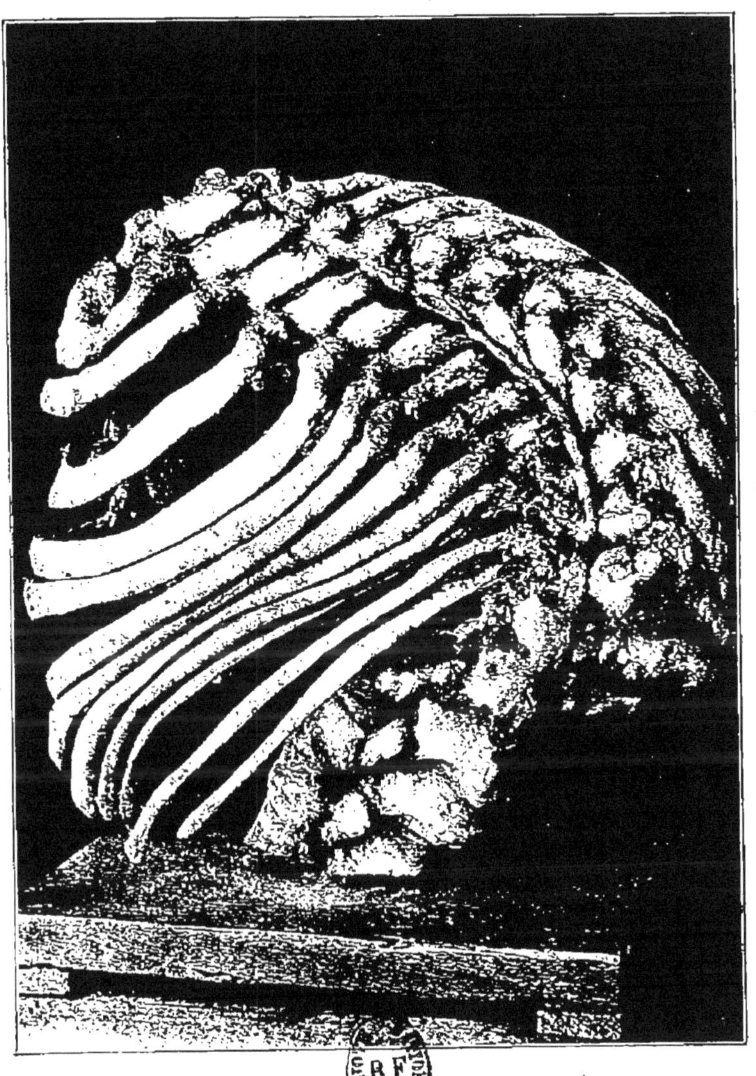

fixera le tout par un ou deux tours de bandes plâtrées. Puis on placera la toile métallique.

Pour un corset, nous conseillons l'application d'une bande de 10 à 15 centimètres de largeur, selon la taille du sujet, partant du dos au niveau des omoplates et passant sous les bras pour venir se croiser sur la poitrine.

Une seconde bande ceindra le tronc au niveau de la taille et viendra se croiser en avant sur le pubis, en épousant et modelant les crêtes iliaques, les trochanters et le pli de l'aine.

La toile métallique se modèle admirablement, se tord, se plie, se manie, en un mot, comme l'on veut.

Après avoir placé ces ceintures métalliques, on continuera la confection de l'appareil comme d'habitude, mais en se contentant d'une couche mince.

L'appareil, ainsi fait, sera léger et solide.

On devra donc se borner, dans ces cas, au traitement général du rachitisme qui sera suivi avec persévérance et intensité. Le rachitique ne marchera pas. Il vivra en chaise longue, au grand air, au soleil même. C'est à lui que le bord de la mer ou l'air pur de la montagne seront à conseiller. Il prendra du poids, par une hygiène alimentaire bien comprise et emmagasinera des réserves par le repos.

L'appareil plâtré sera le *correcteur*, le *tuteur*, en ce sens qu'il soutiendra le malade pour les quelques pas de promenade indispensable aux besoins de la vie, et qu'il guidera sa croissance osseuse. En résumé, la scoliose rachitique relève d'abord et avant tout de l'hygiène spéciale que nous avons décrite précédemment et le redressement, autrement dit le traitement local, sera appliqué judicieusement dans les cas les moins graves.

2° LA SCOLIOSE PLEURÉTIQUE

Nous ne parlerons que pour mémoire de la scoliose pleurétique.

Cette déviation de la colonne vertébrale est due aux adhérences pleurales, conséquence presque fatale de toute pleurésie purulente et même de pleurésie séreuse. Elle a pour caractéristique d'être à courbe unique. Toutes les vertèbres étant entraînées dans le même sens, — il n'y a pas de compensation de l'axe.

Lorsque la déviation est nettement établie, il ne peut y avoir de traitement à proprement parler — une amélioration minime seule peut être espérée.

Ce sera donc pendant la pleurésie même, ou tout au moins le plus tôt possible après, qu'il faudra faire une gymnastique pulmonaire intense, sous la forme de mouvements respiratoires méthodiques qui empêcheront la formation des adhérences.

Plus tard, le praticien appelé à soigner une scoliose pleurétique, devra borner son action thérapeutique à la gymnastique respiratoire et au port d'un corset orthopédique. Cet appareil se composera d'une cuirasse destinée à arrêter l'exagération de la courbe dorsale, l'influence des adhérences de plus en plus puissantes et à maintenir aussi grande que possible la capacité pulmonaire.

En parlant de gymnastique respiratoire, nous n'indiquons pas simplement les mouvements de respiration, mais également ceux qui sont propres à augmenter l'ampliation thoracique.

Nous avons dit que la scoliose pleurétique était caractérisée par ce fait qu'elle est à courbe unique. Les compensations sont faites par un jeu particulier de tous les autres segments du corps. C'est dire que les scolioses pleurétiques sont toujours en équilibre instable, que les mouvements du corps doivent rétablir à tout moment.

On voit des scolioses pleurétiques anciennes, former un C à angle latéral tellement marqué qu'il donne au malade une attitude tout à fait caractéristique, que nous nommons « *attitude cassée* ».

Comme conséquences directes de cette déformation, il faut noter diverses altérations du système circulatoire dues à la grande difficulté des échanges gazeux au niveau du poumon.

Les pneumonies sont fréquentes.

Les poumons sont déformés, souvent même l'un d'eux est réduit à l'état d'une mince lame. Le cœur, et en général tous les organes splanchniques, sont rejetés à droite ou à gauche de l'axe central, suivant les cas, et affectent des formes bizarres qui ne sont pas sans préjudice pour leur bon fonctionnement.

Il importe donc de soigner avec la plus grande minutie la confection et le choix des appareils prothétiques et d'exercer les poumons, d'une façon douce et régulière, à la gymnastique respiratoire que nous décrirons plus loin (1).

3 ° SCOLIOSE PROFESSIONNELLE

La scoliose professionnelle est celle que l'on rencontre chez les individus qui, par métier ou par sport, font toujours travailler le même groupe musculaire, conservent la même attitude

(1) A ce propos, qu'il nous soit permis de signaler en passant un exemple intéressant de gymnastique pulmonaire faite dans un hôpital militaire, par un de nos confrères militaires.

M. le médecin principal M. faisait former tous les matins un groupe de ses pleurétiques et leur imposait une promenade en rang dans les jardins de l'hôpital de V. Pendant cette promenade, les malades faisaient de grands mouvements de gymnastique respiratoire. Les résultats obtenus, comme traitement préventif de la scoliose, furent si brillants que nous avons tenu à indiquer cette méthode comme méritant d'être suivie d'une façon régulière dans nos hôpitaux.

sous le même effort, supportent des charges sur le même segment du corps, etc...

Nous avons indiqué la scoliose des nourrices, nous n'y reviendrons pas.

Il est de règle de trouver des scolioses chez les tourneurs, les sculpteurs, les menuisiers, les débardeurs...

Dans cette catégorie de déviés, nous devons encore ranger ceux qui s'adonnent d'une façon inintelligente à certains sports, comme à l'escrime, par exemple.

En principe, les maîtres d'armes devraient exiger de leurs élèves qu'ils prennent la leçon des deux mains et fassent assaut alternativement en droitier et en gaucher. Malheureusement, il n'en est pas ainsi. Et ce sport, qui pourrait être un moyen excellent de développer certains jeunes gens anémiés et débiles, devient une arme à deux tranchants dont il faut se méfier.

En effet, si l'escrime donne de l'aisance, de la souplesse à toute la musculature, elle abaisse fortement l'épaule du côté qui travaille; or, nous le répétons, il est tellement rare de trouver des escrimeurs ambidextres, qu'on peut considérer ce sport comme actif unilatéralement. D'autre part, il ne faut pas juger l'escrime d'après l'attitude correcte que l'élève prend à la leçon, mais bien d'après celle qu'il prend fatalement à l'assaut. Et tous ceux qui ont manié les armes savent que toute la science du tireur consiste à savoir « se

couvrir ». — Que fait-on pour « se couvrir » ?
On se courbe en avant le plus possible, pour
garantir la ligne basse et on ramène le pommeau
de l'épée au niveau du sein pour sauvegarder la
ligne haute.

Le tireur s' « efface », ce qui veut dire se présente latéralement aux coups de l'adversaire, ne
donnant à l'épée opposée que le moins de surface
possible. Puis, le jarret prêt, le corps ramassé, il
attend le moment propice pour partir.

En résumé, dans l'escrime mal comprise, la
colonne vertébrale est constamment fléchie latéralement et au moment de la « fente », est ajoutée
à cette mauvaise position de la garde, une secousse, une poussée violente en avant, de tout le
corps. Il s'ensuit que cette mauvaise attitude
musculaire finit par s'établir permanente ; le
thorax s'affaisse du côté qui travaille et la scoliose dorsale gauche, avec abaissement de l'épaule
droite chez les droitiers, est constituée.

L'escrime est donc un sport dangereux sous la
direction d'un maître d'armes inexpérimenté ou
routinier.

Le jeu des petits haltères, portés à une seule
main, n'est pas davantage à conseiller.

En effet, si l'on ne surveille pas d'une façon
toute particulière l'adolescent qui s'adonne à ce
sport, il est évident qu'il portera de préférence
le poids avec le bras le plus fort, en général le
droit. Qu'il « arrache » le poids ou qu'il le

« pousse », l'effort sera le même, et pour le faciliter il infléchira son thorax du côté qui travaille, de telle sorte qu'il met son corps « sous » le poids.

L'exercice des poids lourds ne peut donc être recommandé qu'à la condition qu'il soit exécuté à deux mains avec des haltères longs, communément appelés « barres à sphères ».

Nous n'insisterons pas davantage sur ce point.

Quant au traitement de la scoliose professionnelle, il est évident. Il faut supprimer la cause de la déviation. L'apprenti quittera son métier et laissera à d'autres plus robustes la possibilité de l'exercer ; il soignera sa déviation et cherchera son gagne-pain dans une autre branche de métier.

Je dirai la même chose pour ce qui concerne la scoliose due au jeu mal compris d'un sport.

4° SCOLIOSE COMPENSATRICE

Ce mode de déviation n'est pas une entité. Il s'agit, en effet, ici d'une courbe secondaire compensatrice de l'équilibre humain, celui-ci ayant été détruit par une attitude ou une malformation du segment inférieur du corps.

Autrement dit, toutes les fois que le squelette aura subi une déformation, l'harmonie de tout ce mécanisme merveilleux sera détruit et l'axe humain ne pourra plus demeurer parfaitement perpendiculaire au sol. Par conséquent, dans tous les cas de dénivellation du bassin — luxation congénitale, coxalgie — ou dans les cas de modification des plans de sustentation du corps, pied bot, déformation rachitique des membres inférieurs…, la colonne vertébrale subira fatalement des modifications dans ses courbures normales et leur orientation par rapport à son axe.

Dans la maladie de Friedreich, par exemple, la déviation latérale se double d'une déviation dans le sens antéro-postérieur et la résultante est une cyphoscoliose. Cette déviation se trouve 70 fois sur 100 ; elle est de même nature que le pied-bot-pied-creux de la même affection — elle serait due, non pas seulement à une contraction musculaire, mais à une sorte de paralysie primitive des muscles spinaux (1).

Quant à la scoliose sciatique, que montre la figure, on admet que c'est à l'élément douleur qu'il faut s'adresser au point de vue étiologique. Ce serait pour calmer la douleur que le malade se pencherait du côté inverse faisant reposer le corps sur la jambe saine. C'est une scoliose de défense.

Cette scoliose compensatrice échappe à la thérapeutique ordinaire des déviations. La déformation secondaire ne peut évidemment guérir que si la cause première disparaît ; elle se fixe du

(1) D'après Soca.

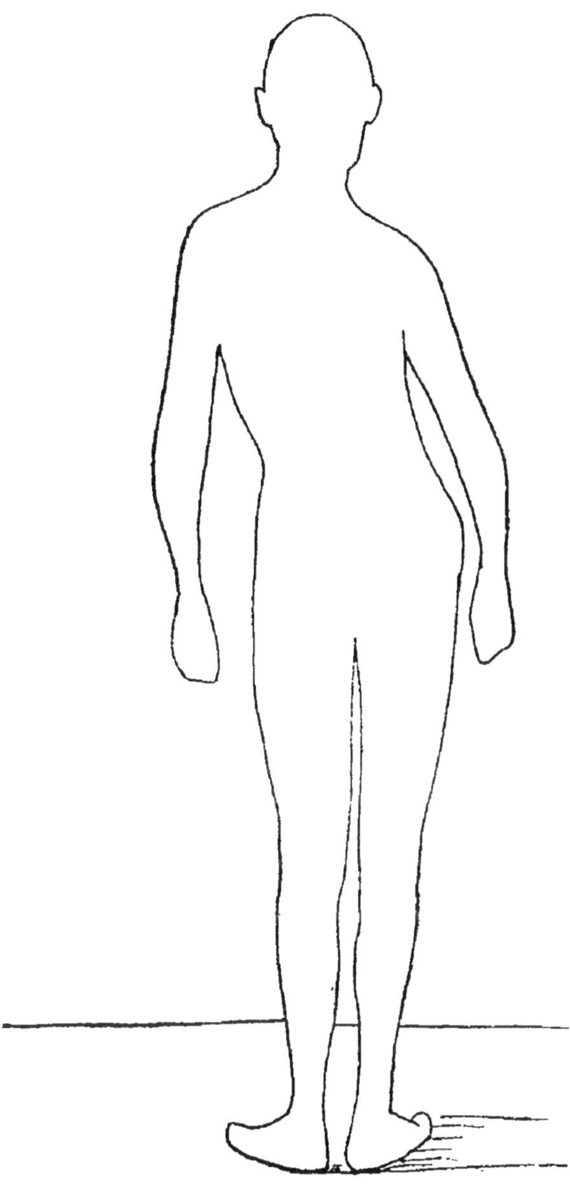

FIG. 4

SCOLIOSE D'ATTITUDE

(*Scoliose sciatique,* d'après REDARD.)

reste très tard, mais il est un fait certain, c'est
que ce mode de déviation ne persiste habituellement pas, quand la raison initiale disparaît. Et,
du reste, la chose est aisée à comprendre puisque
ce n'est pas par faiblesse musculaire ni par déformation d'une ou de plusieurs vertèbres rachitiques, que la colonne vertébrale fléchit, mais
simplement parce qu'elle satisfait aux règles de
la mécanique humaine.

CHAPITRE III

LA SCOLIOSE ESSENTIELLE

Ses caractères morphologiques. — Scoliose et mal
de Pott. — Hérédité. — Etiologie. — Mobilier
scolaire. — Anatomie pathologique.

Ce mode de déviation est de tous le plus
fréquent, et l'on pourrait dire qu'il constitue à
lui seul le schéma de la scoliose.

C'est le type de la scoliose musculaire.

Les muscles latéraux qui maintiennent les
vertèbres les unes au-dessus des autres, fatigués
par une mauvaise attitude constante, s'élongent,
se dédoublent, semble-t-il, et leurs antagonistes
se contractent à l'instar des biceps d'un lutteur,
se raccourcissent et infléchissent la colonne vertébrale.

Il est intéressant, en effet, de noter que les
lutteurs ne peuvent pas faire le mouvement
d'extension complet du bras. Que le lecteur se
souvienne de l'attitude spéciale avec laquelle se
présentent les athlètes, les bras à demi arrondis,
l'aspect gêné ; attitude fausse due à la désharmonie
de leurs muscles.

Cette action constante chez des débilités se fixe
— et, suivant que le groupe musculaire droit ou
gauche aura plus travaillé, le rachis s'inclinera
d'un côté ou de l'autre, formant ainsi une scoliose.

Nous verrons, en même temps que la pathogénie de la scoliose, la formation intime de cette déviation.

Pour la clarté de l'exposé en général, nous n'anticiperons pas sur ce chapitre.

CARACTÈRES MORPHOLOGIQUES
DE LA SCOLIOSE ESSENTIELLE

Elle apparaît, en général, entre 7 et 15 ans. Elle est de beaucoup plus fréquente chez les filles que chez les garçons, dans la proportion de 80 o/o, C'est dans cette même proportion que les scolioses à convexité dorsale droite l'emportent sur les déviations gauches.

Le diagnostic précoce de la scoliose est rarement fait par le médecin. Les parents, en effet, ne présentent leur enfant à l'examen du praticien qu'après avoir épuisé toutes les remontrances et toutes les objurgations, mais l'enfant continuant à se « *tenir mal* », on se décide à consulter le médecin. D'autres fois, ce sera à l'essayage d'un vêtement que l'on s'aperçoit que les hanches ou les épaules ne sont pas au même niveau.

Tout d'abord la famille se consolera facilement en se cachant derrière ce faux argument : « tout le monde a un côté plus fort que l'autre ». Un habile tampon réparera le manque d'harmonie du vêtement et tout sera dit.

L'enfant grandit. Dès lors, il est visible, même

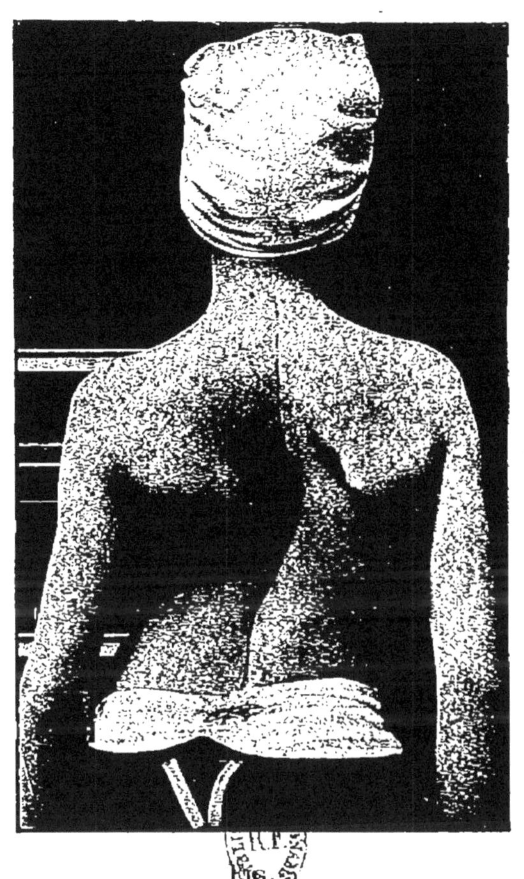

Scoliose essentielle
dite « des adolescents ».

à travers la robe ou la veste, qu'une omoplate
ressort en arrière et que l'enfant devient bossu.
C'est donc quand l'état s'est aggravé, quand la
scoliose est au second degré, que nous voyons
les malades.

Examen. — L'enfant sera placé debout, le dos
en pleine lumière, les talons réunis. Le médecin
attendra quelques minutes avant de procéder à
son examen, car se sentant devant un juge, le malade se raidira pour corriger son attitude vicieuse.
Il peut même arriver de ce fait, par différentes
contractions des muscles du dos, à tromper
complètement l'examinateur. Mais cette tenue
contractée étant fatigante ne peut durer que
quelques instants, au bout desquels l'enfant se
laisse aller et se tasse. C'est à ce moment que son
attitude pathologique devient exacte.

Nous disons donc que, sauf dans le cas très
rare de parents prévenus, les scolioses, qui sont
offertes à notre examen, sont déjà des déviations
du deuxième degré.

Voici le tableau descriptif, aussi exact que possible, de ce que l'on voit et de ce que l'on doit
chercher à voir.

Nous supposerons, une fois pour toutes, que la
scoliose est dorsale droite à compensations cervicale et lombaire gauches.

L'enfant se tiendra debout, le dos à la lumière
et l'examinateur se placera derrière lui, assis.

Suivant la ligne des apophyses épineuses, qu'il

pointera d'un trait de crayon dermographique, le médecin commencera son examen en prenant la septième cervicale comme point de départ. Puis, de là, remontant vers la base du crâne, il s'assurera de l'existence ou non d'une courbe cervicale. Revenant ensuite sur ses pas et comptant les vertèbres les unes après les autres, il descendra vers les lombes en marquant au passage toutes les apophyses épineuses.

Il s'assurera par la percussion directe des vertèbres, qu'il n'y a pas de point osseux douloureux, car il ne faut pas oublier que le mal de Pott peut donner une déviation latérale, et il serait désastreux de se méprendre.

Le diagnostic du mal de Pott, au début, n'est pas toujours aussi facile à faire qu'on pourrait le croire, et nous appelons l'attention des praticiens sur ce point. Que l'on prenne donc pour habitude de penser au mal de Pott toutes les fois que l'on examine un axe vertébral courbe! Il vaut mieux pécher par excès de prudence que le contraire, car on ne doit pas perdre de vue que si la scoliose se guérit par une mobilisation savante, le mal de Pott se guérit par une immobilisation absolue!

Le diagnostic différentiel entre ces deux affections sera donc toujours établi. Le lecteur nous permettra de rappeler ici les symptômes caractéristiques de ces deux affections.

La gibbosité du mal de Pott est à angle aigu

Ces deux scolioses opposées montrent bien la forme hélicoïdale générale de l'axe.

Le mouvement de torsion pathologique est nettement visible (trait blanc).

A remarquer, également, le mode d'inflexion latérale de la courbe lombaire, qui vient diminuer notablement la capacité de la fosse iliaque interne, correspondante.

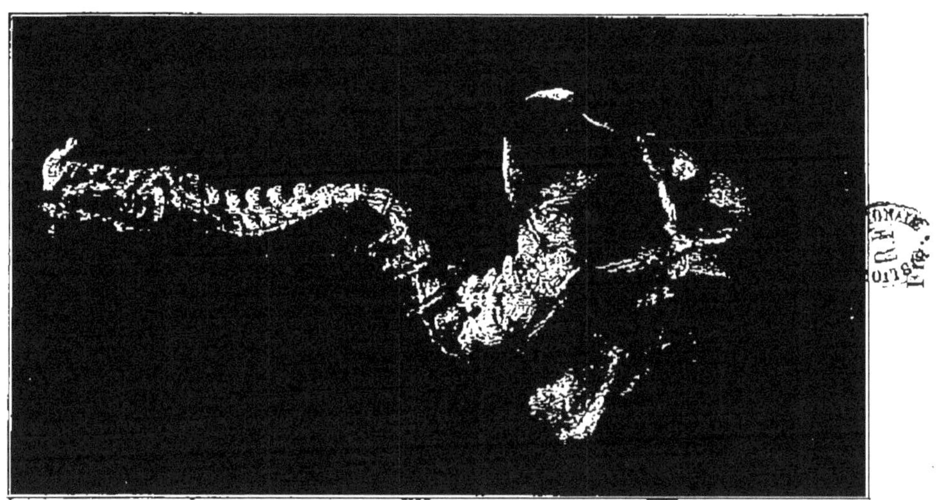

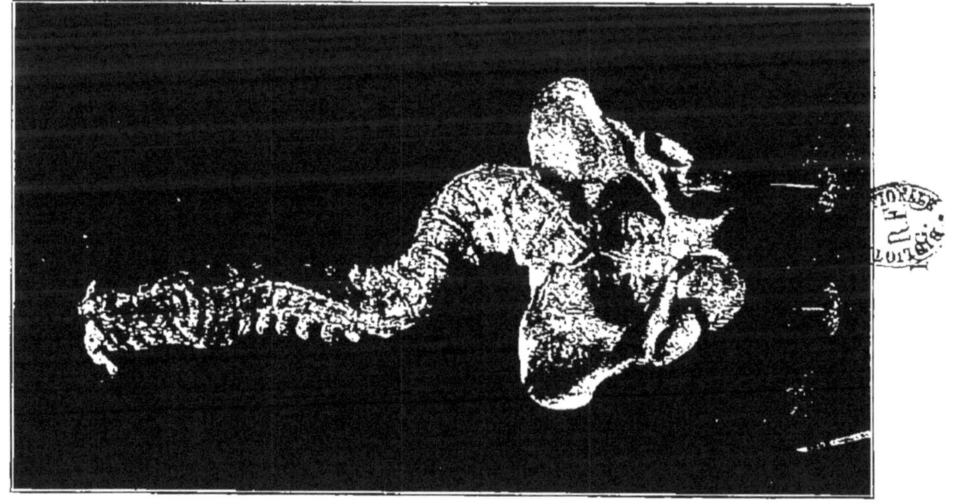

et médiane dans le sens antéro-postérieur. Cependant dans quelques cas de mal de Pott lombaire, à gibbosité peu marquée et parfois très tardive, la déviation de l'axe peut se faire latéralement, si l'effondrement vertébral est en « coin ».

Il y a exagération des réflexes et souvent trépidation épileptoïde — ce point, mis en lumière par Delbet, est d'une grande importance.

On trouve de la douleur au niveau de la gibbosité ou de la vertèbre malade et surtout des douleurs irradiées dans les membres. Le malade prend une « attitude soudée ». Si on lui demande de se baisser, de ramasser un objet à terre, on voit avec quel soin il immobilise, par réflexe douloureux, toute sa colonne vertébrale en un bloc. Tout le rachis fléchissant en masse, l'enfant serait entraîné vers le sol, la tête en avant, s'il n'avait soin de s'arc-bouter avec les bras sur les cuisses à demi fléchies ; cette attitude est tout à fait caractéristique.

Dans la scoliose, la gibbosité est latérale, les réflexes sont normaux, il n'y a pas de douleurs au niveau des courbes. Le malade n'a pas besoin de soutenir son rachis.

Ayant donc écarté le diagnostic de scoliose rachitique, pleurétique, compensatrice, formes de scolioses que nous avons déjà étudiées et sur lesquelles nous ne reviendrons pas, le praticien affirmera le diagnostic de scoliose essentielle.

La scoliose essentielle dite « des adolescents », du premier degré, est caractérisée par l'existence d'une seule courbe. Supposons-la toujours à convexité droite dorsale.

L'enfant sera déjeté entièrement à droite et cette attitude, contraire aux lois de l'équilibre humain, frappe de suite les yeux de l'observateur.

L'omoplate droite fera particulièrement saillie, et semblera plus grosse que la gauche. Elle sera également plus élevée. Cette dénivellation sera d'autant plus accentuée que la déviation sera plus marquée. En effet, l'omoplate est un os indépendant de la charpente humaine, en ce sens qu'elle ne tient au tronc que par des muscles. Il s'ensuit que si les muscles atones sont entraînés par la courbe pathologique, l'omoplate suivra facilement le mouvement.

D'autre part, puisque le mouvement de torsion pathologique existe déjà, le segment droit du corps sera repoussé en arrière, et, l'omoplate qui se trouve « fichée », fera saillie, en arrière, présentant cet aspect caractéristique d'omoplates décollées, auquel on a donné le nom d'ailes de poulet, *scapulæ alatæ*.

La scoliose du deuxième degré est « compensée ». Nous savons que l'équilibre humain est détruit si le centre de gravité ne passe plus par la colonne vertébrale, considérée comme axe du corps. Dans ce cas, la région lombaire et la région cervicale créeront chacune une courbe dite « de compensation » dans le but de rétablir l'équilibre.

La ligne des hanches sera oblique puisque le segment du rachis est courbe, autrement dit, la ligne des hanches sera perpendiculaire à l'axe infléchi.

En résumé, à la première période, l'enfant se présentera avec une courbe unique dorsale droite, l'omoplate droite plus haute et saillante en arrière, du fait de la torsion pathologique de l'axe vertébral.

La seconde période sera caractérisée par l'existence de deux ou trois courbes, une dorsale droite, une lombaire et une cervicale gauches, l'omoplate droite sera plus haute et saillante, la gauche semblera rentrée et sera basse, la hanche gauche plus haute que la hanche droite, il n'y a pas encore de synostoses.

L'enfant, prenant l'attitude militaire, laisse tomber les bras le long du corps, on remarque que le profil du thorax et celui de la hanche délimitent avec le bras un triangle dont la base est formée par le bras.

Ce triangle, dit « triangle thoraco-brachial », peut être mesuré (fig. 8). En effet, la perpendiculaire abaissée de son sommet sur la base, représente une flèche qui mesure la courbure lombaire. A droite donc, la flèche sera très nette, et à gauche nous n'aurons qu'une flèche minime ;

souvent même, le bras collé au corps ne donne plus d'espace libre.

La troisième période de la scoliose est caractérisée par les synostoses. Cette période pourrait elle-même se subdiviser indéfiniment suivant les lésions du squelette.

Nous étudierons plus loin, au chapitre de l'anatomie pathologique, la formation de ces soudures osseuses et nous en donnerons des photographies démonstratives ; — qu'il nous suffise de dire que la classification des scolioses dans ce degré nouveau peut être établie de la façon suivante :

Tout d'abord, l'aspect du dos malade est tout à fait différent de celui que nous ont donné les deux autres périodes.

A la première et seconde période, la voussure costale était large et bombée.

A la troisième période, cette voussure est extrême et donne un angle très marqué. On a donné à cette forme de voussure, courte dans sa largeur, le nom de « côte de melon ». En effet, le segment du tronc semble faire une sorte de saillie en arrière et répond bien à cette image peu élégante que l'on donne généralement.

Et si maintenant vous faites pencher l'enfant en avant, vous remarquerez :

1° Que la déviation ne se redresse pas ;

2° Que la gibbosité costale s'exagère. Le côté gauche (conservons le type dorsal droit) est

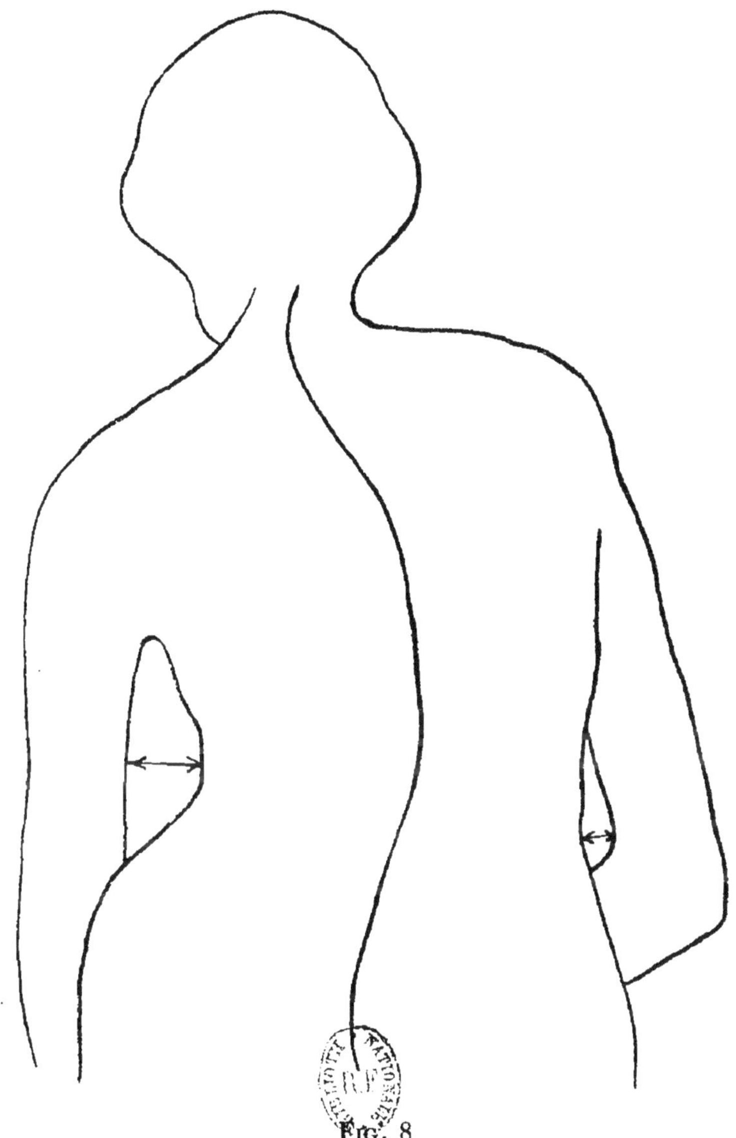

Fig. 8

Triangle thoraco-brachial

La ligne du bras, et celles du tronc et des hanches, délimitent entre elles un triangle, dont la flèche doit être normalement semblable à sa symétrique.

déprimé et le côté droit forme bien une crête à deux versants. Ceci nous indiquera que les lésions osseuses sont constituées, que les vertèbres et peut-être même les côtes gauches sont soudées, sinon dans leur ensemble, au moins en certains points — immobilisant alors toute la charpente osseuse du tronc en une seule masse. A cette période, la scoliose n'est plus susceptible d'être soignée par le traitement classique que nous décrivons pour les deux premiers degrés — ce sont de vieilles scolioses justiciables des redressements plâtrés limités et des corsets. Nous les étudierons plus loin.

L'examen dorsal, que nous venons de décrire, aura donc permis de classer la scoliose étudiée dans une des trois catégories. Mais ce simple renseignement ne suffira pas pour établir le traitement. La correction de la scoliose ne se fait point par étiquettes. On examinera donc scrupuleusement le malade, au point de vue clinique, et l'on ne se contentera pas du diagnostic de coup d'œil.

En premier lieu, il faut savoir comment vit le malade — nous voulons dire quelle est son hygiène alimentaire, son hygiène privée ; s'il fréquente une école ou non, comment sont faites les tables où il travaille ; s'il se livre à la marche, aux sports et lesquels, etc...

Ce questionnaire posé, l'enfant sera étudié au point de vue de sa dentition, de son estomac, de son intestin et de ses articulations, avec l'arrière-pensée de tares rachitiques.

Souvent le praticien découvrira une dilatation atonique de l'estomac et de l'intestin. Car, de même que les muscles du dos, des bras et des jambes sont mauvais, ceux de l'estomac et de l'intestin ont le droit de l'être. Et dans ce cercle vicieux, il faut bien songer que c'est le tube digestif qui est la boucle. Nous savons, en effet, que la scoliose est le produit d'une mauvaise nutrition musculaire. L'estomac et l'intestin seront donc souvent les premiers responsables.

Il serait, par conséquent, puéril de vouloir s'atteler à un redressement de scoliose en ne s'occupant absolument que d'orthomorphie — il faut d'abord se préparer un bon terrain, une nutrition riche où prospérera le jeune arbre que l'on aura redressé.

HÉRÉDITÉ DE LA SCOLIOSE

La scoliose est-elle héréditaire ?

Certains auteurs admettent l'hérédité de la scoliose en sa forme. D'autres, plus nombreux, n'acceptent que la transmission de la cause prédisposante.

Il est, en effet, difficile d'admettre l'hérédité de

la scoliose en sa forme, d'après la théorie même de sa formation.

En effet, si on admet que la scoliose essentielle est une scoliose musculaire due à la fixation d'une mauvaise attitude sportive ou scolaire, on ne peut admettre qu'elle se transmet !

Si l'on admet que la scoliose peut être d'origine osseuse, sans rachitisme, il est logique d'accepter l'attitude familiale de vertèbres obliques par exemple. Il est vrai que nous connaissons une famille où, depuis plusieurs générations, tous les enfants naissent avec une ankylose des deux dernières phalanges de l'auriculaire droit en demi-flexion ! Un fait semblable peut par un hasard extraordinaire se rencontrer pour les vertèbres, mais il doit être rangé dans la catégorie des anomalies, et ne peut être un argument en faveur de l'hérédité.

Quant à la scoliose rachitique, elle n'est ni plus ni moins héréditaire que le rachitisme en général.

Il est vrai que nous avons vu des cas remarquables, comme celui d'une famille où cinq enfants avaient la même déviation que leur mère.

Néanmoins, nous pensons que la scoliose n'est pas héréditaire en sa forme — cependant, il est certain que dans une même famille des enfants chétifs, malingres, ont bien des chances de dévier leur axe vertébral — et comme la scoliose dorsale droite est de 80 fois sur 100 plus fréquente que la gauche, il n'y a rien d'étonnant à ce que ces enfants aient tous la même déviation, sans que l'élément d'hérédité puisse entrer en ligne de compte.

Donc, nous n'admettrons qu'une prédisposition fâcheuse, une hérédité de musculature mauvaise.

ETIOLOGIE DE LA SCOLIOSE
ESSENTIELLE

Quelle est la cause de la scoliose des adolescents ?

Une mauvaise musculature n'a pas pu faire les frais de correction spontanée d'une mauvaise attitude, conservée longuement dans la même journée ou d'un effort violent toujours créé dans le même sens et par le même segment du corps. Tel est le mécanisme de la formation d'une scoliose.

Nous avons accusé, de ce fait, la mauvaise tenue des écoliers et la prédominance des efforts d'une main (droitier ou gaucher) chez des enfants d'une vitalité musculaire insuffisante.

Il semblerait, en effet, que la vie humaine ait diminué de durée lorsqu'on voit le gavage intellectuel auquel on soumet actuellement les enfants ! Dès l'âge de 6 ans, ils doivent étudier pendant de longues heures, se livrer aux études d'un instrument de musique, sous le prétexte que s'ils ne commencent pas jeunes, ils n'auront pas le temps de s'y mettre plus tard... Et c'est au moment où l'être fait un travail organique considérable, à l'époque de sa croissance et de sa puberté, qu'il doit encore se liver à un effort intellectuel intense.

Si son état général n'est pas excellent, l'enfant ne peut résister aux mauvaises attitudes prises pendant ces heures de travail.

Si les adultes se tiennent droit pour écrire, nous savons, en revanche, que les enfants ont la déplorable habitude de *s'écrouler* sur leur coude pour lire ou étudier leurs leçons.

Ces attitudes constamment asymétriques entraînent des muscles mauvais, détruisent l'équilibre musculaire dorsal et la déviation est créée.

Il est vrai que la faute n'incombe pas en entier aux enfants. Il ne faut pas vouloir exiger de jeunes êtres, dont la raison n'est pas encore équilibrée par l'expérience, ce qu'ils ne peuvent comprendre.

Les enfants de nos jours se tiennent aussi mal que nous le faisions à leur âge et nous imitions nous-mêmes nos parents ! Il en sera ainsi tant que les mobiliers scolaires n'auront pas été modifiés.

Nous savons que les tables d'école sont trop basses et trop étroites, que les bancs des amphithéâtres obligent les auditeurs à écrire sur leurs genoux, dans des attitudes détestables.

Pourquoi donc ne pas donner à chacun une simple planche à hauteur voulue ?

C'est qu'il y aurait à vaincre une routine antique, et nous n'espérons pas que nos vœux soient plus entendus que ceux de nos aînés, mais nous voudrions, au moins, que les enfants qui travaillent dans leurs familles y trouvent une table et une chaise rationnelles !

Si nous détaillons la mauvaise tenue d'un enfant qui se livre à un travail scolaire, nous remarquons qu'il est assis généralement sur une fesse, ce qui a pour conséquence d'amener une dénivellation de son bassin, donc une flexion latérale de l'axe vertébral. De plus, il est admis que le cahier doit être tenu droit, c'est-à-dire d'une façon telle que le bord inférieur soit parallèle au bord de la table, et comme l'enfant trace les caractères d'une écriture penchée, il est obligé de s'infléchir latéralement pour satisfaire à la fois aux exigences de la règle scolaire et à l'élégance de sa plume.

Enfin, il est rare que la table, sur laquelle l'enfant écrit, soit à une hauteur favorable ; elle est ordinairement trop basse. L'enfant se couchera donc sur le bras et se courbera. C'est le procédé le meilleur pour se donner une cypho-scoliose.

Il est un point de statique humaine important que nous rappellerons ici et qui est le suivant ;

Dans la position debout, la base de susten-

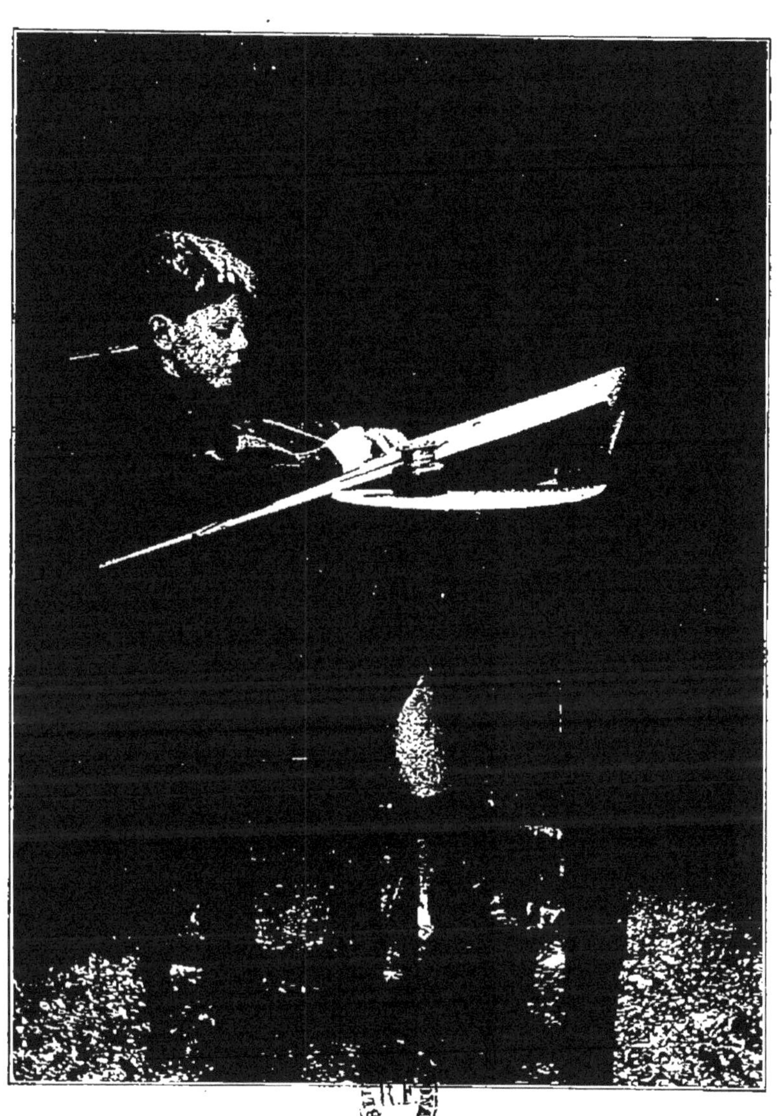

MOBILIER SCOLAIRE

(Modèle du Docteur Bidou).

tation est formée par le contour des pieds. Dans les surcharges qui déplacent plus ou moins le centre de gravité, ce sont les articulations du cou-de-pied, du genou et du bassin qui tendent à rétablir l'équilibre, en se prêtant entre elles un mutuel concours, plutôt que les articulations vertébrales.

Dans la position assise, au contraire, c'est le bassin qui devient la base de sustentation et l'on comprend, dès lors, que les articulations vertébrales sont les seules à rétablir l'équilibre, d'où importance des mauvaises tenues en écrivant ou dans tout autre travail assis.

Le mobilier scolaire rationnel (fig. 9), doit se composer d'une chaise à siège incliné d'avant en arrière et à dossier légèrement convexe, de façon à ce que les épaules ne « rentrent pas », à l'instar de ce qui se produit avec les chaises à dossier concave et à siège incliné. Cette inclinaison a pour but de solliciter l'enfant à rester au fond de sa chaise contre le dossier. Les pieds reposeront sur un tabouret qui sera d'une hauteur telle que les jambes seront perpendiculaires aux cuisses et celles-ci horizontales. Le siège sera vaste et confortable.

La table de travail se composera d'une planche large, assez large pour que l'étudiant puisse y placer facilement sous la main tous les livres dont il peut avoir besoin pour son travail. Cette planche sera entaillée de la largeur de son buste, formant à droite et à gauche des sortes d'accoudoirs.

La table sera d'une hauteur telle que les coudes s'y poseront normalement et que l'enfant ne pourra se coucher.

Voici, pour un enfant de 1^m25, les mesures exactes du mobilier :

Chaise :

hauteur du siège { avant...	60	centimètres
{ arrière..	54	—
largeur du siège...........	43	—
largeur du dossier........	32	—
convexité de 2 centimètres de flèche.		
hauteur de l'appui-pied....	25	cent. du sol.

Table de travail :

hauteur { devant..........	81	cent. du sol	
{ derrière........	100	—	—
largeur totale de la table...	75	—	—
largeur de l'échancrure....	31	—	—
profondeur de l'échancrure.	20	—	—

Ce mobilier est donc très simple. Pourquoi ne serait-il pas permis d'espérer qu'un jour les classes de nos collèges ou lycées en posséderont ?

Il serait facile, nous semble-t-il, d'avoir dans une même classe ou dans une même salle d'études 10 ou 15 tables longues de hauteur différente sur lesquelles les enfants seraient disposés suivant leur taille. On éviterait de ce fait bien des déviations du rachis !

ANATOMIE PATHOLOGIQUE

Nous avons vu que les scolioses rachitique et essentielle présentaient :

1° des courbes dans le sens antéro-postérieur et dans le sens latéral ;

2° des déformations pathologiques des parties constituantes de l'axe vertébral.

L'étude de ces différentes lésions et de leur formation est intimement liée à l'idée même du traitement.

Aussi nous arrêterons-nous un moment à cette question de l'anatomie pathologique avant d'aborder le traitement proprement dit de la scoliose essentielle.

Que l'on étudie l'anatomie pathologique de la scoliose rachitique pure ou de la scoliose des adolescents, on trouve des lésions semblables, mais de formation différente.

En effet, dans le rachitisme, la nutrition du tissu osseux est défectueuse, en ce sens que les os, tout en conservant au début leur forme propre, sont infiltrés d'une masse molle que l'on a comparée à de la gelée de groseille. Cette infiltration distend les aréoles du tissu osseux et l'on assiste à une véritable *médullisation*, selon le terme de Lannelongue.

Le périoste est tuméfié. Peu à peu les modifications chimiques, non fixation des sels calcaires, en particulier, se manitestent et les os ramollis deviennent à ce point malléables qu'on peut les tordre à la main sans effort.

La raréfaction osseuse, la décalcification, l'ostéoporose, analogue à celle que l'on rencontre dans les os de vieillard, diminuent la résistance de la charpente humaine d'une façon considérable. Et l'on comprend aisément que les vertèbres qui, de tous les os du corps, sont ceux qui ont les plus grands efforts en tous sens à supporter, soient les premiers à fléchir.

Les vertèbres s'aplatissent donc, se taillent en coin, en biseaux, et la verticalité de l'axe est rompue. Dès lors, l'entraînement latéral, par le poids du corps, augmente à nouveau la surcharge aux points déclives et l'on arrive à ces déviations considérables dont nous parlions au chapitre de la scoliose rachitique.

L'estomac, l'intestin, le foie, la rate subissent aussi de graves désordres. En effet, tous les rachitiques ont une dilatation d'estomac et d'intestin, il suffit de voir des ventres de batraciens et d'écouter le clapotis de leur estomac pour s'en rendre compte. La splénomégalie, l'hypertrophie du foie sont très fréquentes.

Mais les vertèbres de rachitiques n'obéissent habituellement pas à des lois identiques. Il ne faut pas perdre de vue que dans le rachitisme tous les os sont plus ou moins atteints. Nous ne parlerons pas, évidemment, ici de craniomalacie, mais simplement de courbures primitives des membres inférieurs, des déformations mêmes de la cage thoracique, toutes anomalies qui, agissant sur l'harmonie de la charpente, entraînent conséquemment avec elles d'autres altérations des différents segments superposés. C'est ainsi que l'on assiste à des *scolioses paradoxales*, particulièrement dans le rachitisme tardif, c'est-à-dire à courbures mécaniquement irrationnelles qui sont simplement dues à des déformations osseuses rachitiques.

Dans la scoliose essentielle, il n'en est pas de même.

En effet, l'origine première de la déviation a été une débilité musculaire due à un défaut de nutrition ou à une désassimilation organique. Les vertèbres, entraînées, ont versé latéralement et leurs pressions, les unes sur les autres, ont déterminé à la longue des difformités osseuses.

Ces lésions vertébrales ont dès lors augmenté progressivement, car si la nutrition se fait difficilement au niveau des pressions, en revanche, il y a augmentation de la nutrition du côté libre, ce qui ne fait qu'accentuer la déviation.

Et si l'on se rappelle que les points d'ossification complémentaires tardifs sont justement à ces niveaux (1), il s'ensuit que le point comprimé ne

(1) C'est dans la première année que les arcs neuraux, lames et apophyses épineuses s'ossifient complètement. Les masses

se développera pas et que le point opposé prendra une croissance exagérée.

Il y a donc, au début d'une scoliose essentielle en évolution, une lésion musculaire primitive et, dans la suite, une lésion osseuse secondaire.

Enfin, la surcharge, les secousses imprimées au rachis par le saut, la marche et certains sports, aggravent la situation en augmentant les courbures — ce qui veut dire que les efforts brusques, les chutes, les sauts, sont redoutables dans la scoliose.

Voyons en détail les lésions propres des vertèbres.

Nous admettrons — pour la simplification — que les lésions vertébrales, d'origine rachitique ou non, sont sensiblement les mêmes, avec cette seule différence que dans le rachitisme elles sont primitives et que dans la scoliose essentielle elles sont secondaires. Evidemment aussi ces lésions seront infiniment plus accentuées dans le premier

latérales se réunissent au corps à des époques variables suivant les régions, de la troisième à la huitième année.

Le point primitif du corps n'est pas double (Serres), mais il est simple. — Il apparaît en arrière de la corde et se propage sur les côtés.

Les premières vertèbres ossifiées sont les sacrées et le processus remonte ainsi peu à peu.

Les points complémentaires sont, pour le corps, deux lames minces qui s'ajoutent au corps de la vertèbre sur sa face supérieure et sur sa face inférieure. Elles se montrent chez l'homme vers l'âge de 14-15 ans et finissent par se souder au corps de la vertèbre à 25 ans.

La soudure des points épiphysaires pour les apophyses transverses et articulaires se fait vers l'âge de 18 ans — celle des apophyses épineuses de 18 à 20 ans.

VERTÈBRES SCOLIOTIQUES

Fig. 10.

Cette vertèbre dorsale montre bien la direction oblique de ses travées osseuses.

On sent qu'une pression oblique supérieure a fait dévier la trabéculisation.

Fig. 11 et 12.

Ces deux photographies représentent la même vertèbre de face (12) et de profil (11).

On remarque l'effondrement latéral, donnant l'aspect caractéristique de la vertèbre « en coin », et la coulée osseuse due à la compression de cette pièce osseuse entre deux autres sus et sous-jacentes.

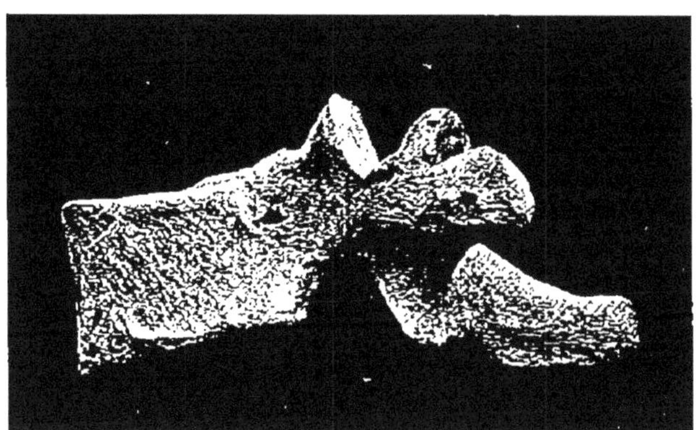

FIG. 10

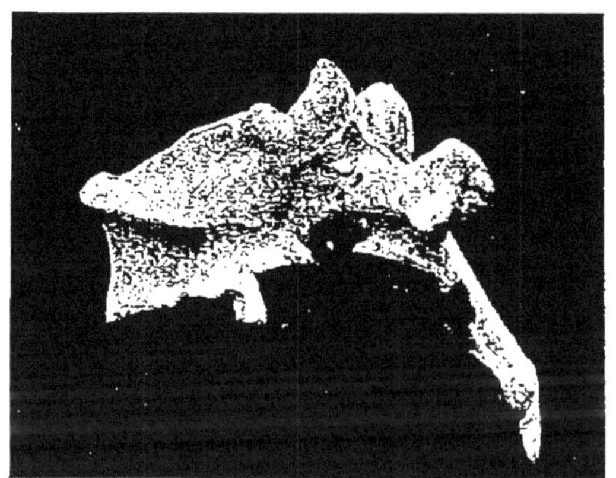

FIG. 11

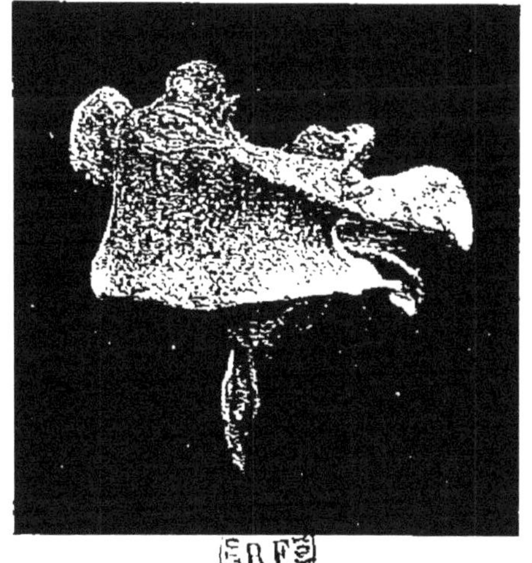

Fig. 13.

Cette gravure nous montre une coulée osseuse analogue
à celle que nous voyons aux figures 11 et 12.

De plus, on voit que le corps de la vertèbre est d'une
densité osseuse mauvaise — que ce tissu a été infiltré,
qu'il n'est pas compact.

Fig. 14.

COTES RACHITIQUES SYNOSTOSÉES

Par suite de longues pressions en certains points, les
côtes ont fini par se souder.

Fig. 15.

SYNOSTOSES DES APOPHYSES ÉPINEUSES

Vertèbres lombaires.

Fig. 16.

SYNOSTOSES DES CORPS VERTÉBRAUX

avec fonte complète de tout le tissu osseux et coulées
abondantes.

FIG. 13
FIG. 14
FIG. 15
FIG. 16

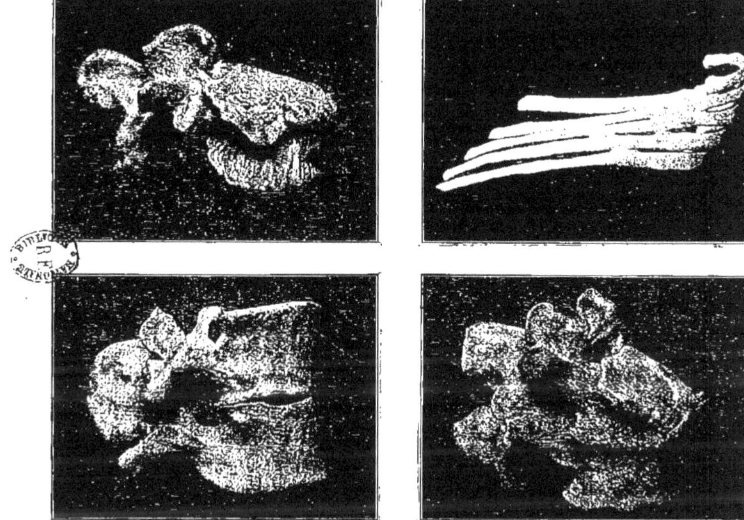

Fig. 17.

Cette gravure représente une vertèbre dorsale dont l'axe frontal passant par le corps, est représenté par une tige horizontale. L'axe vertical, perpendiculaire au premier est figuré par une seconde tige qui passe par le corps et vient traverser la lame entre l'apophyse épineuse et l'apophyse transverse.

L'axe réel de la vertèbre déviée, figuré par une troisième tige-index, forme avec l'autre index vertical, un angle qui mesure exactement la rotation de la vertèbre.

Fig. 18.

Cette pièce nous indique :

1º Une conformation générale oblique, dirigée vers la gauche, la forme du trou neural et la non-concordance des axes du corps et de l'apophyse épineuse la démontrent suffisamment.

2º Une coulée osseuse en crochet (à gauche).

3º L'empreinte profonde que le corps de la vertèbre supérieure a faite dans la masse du corps.

Fig. 19.

Vertèbre oblique, type.

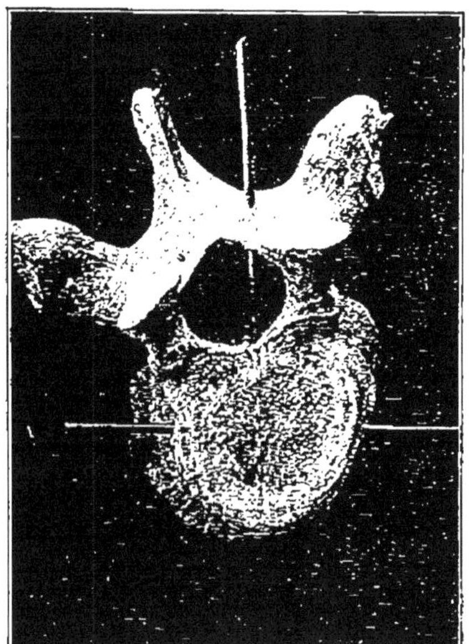

FIG. 17

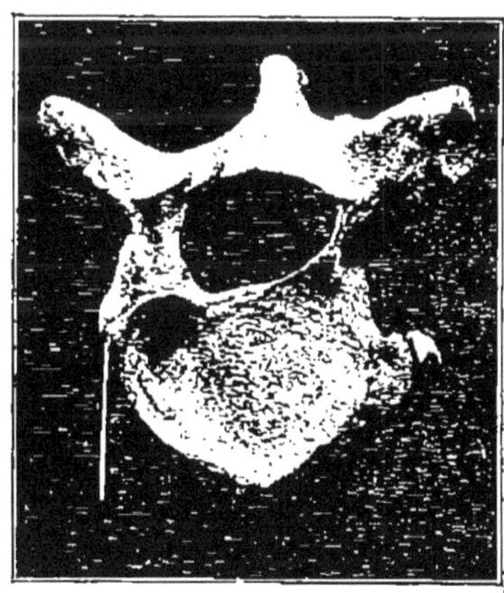

FIG. 18

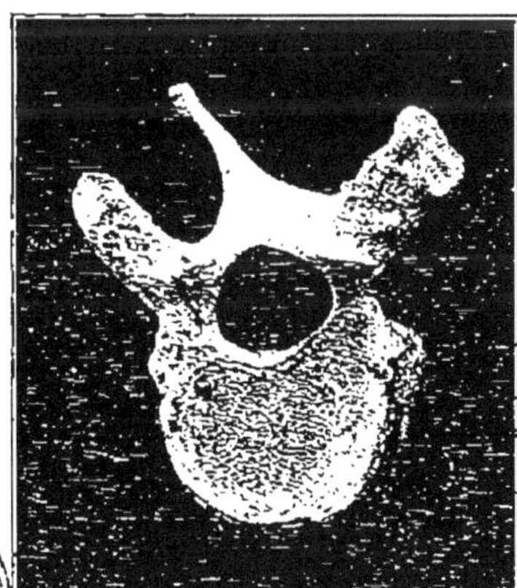

FIG. 19

Cinq vertèbres de tissu décalcifié se sont effondrées au point de prendre la forme que montre la photographie.

Il est à peine besoin d'insister sur le mouvement de torsion de 190^0 que des vertèbres ont subi dans leur flexion.

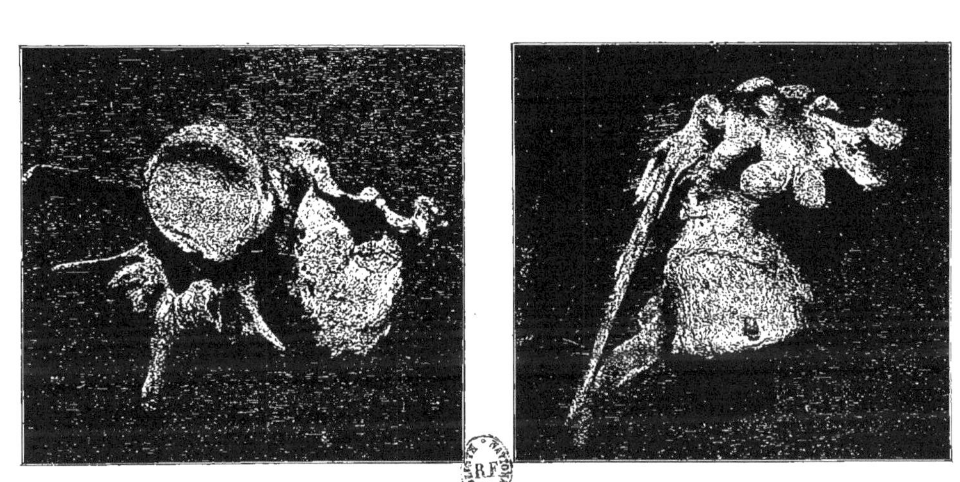

Fɪɢ. 22   Fɪɢ. 21

Synostoses vertébrales (5 vertèbres).

cas que dans le second, puisque ici les malformations du tissu osseux ne sont que la conséquence d'une compression latérale ayant empêché la nutrition en un point.

Si l'on examine les différentes photographies de vertèbres et de scolioses que nous donnons, on remarque que le sommet de la courbe principale est formé par une vertèbre cunéiforme et que celles du dessus et du dessous subissant une compression de côté, ont pris une contexture oblique. Sur la figure 10, il est facile de remarquer la direction nettement oblique de la trabéculisation osseuse.

On peut aussi remarquer que la substance osseuse pressée au niveau des apophyses et des facettes articulaires a débordé au pourtour des surfaces articulaires. On comprend la remarque de Wolff qui dit que la trame osseuse d'une vertèbre scoliotique semble jouir d'une activité réparatrice remarquable. En effet, l'évolution normale du rachitisme vertébral tend à l'éburnation de l'os et à son effondrement, mais nous assistons également à de véritables coulées osseuses, qui sont un processus de défense du tissu osseux qui a glissé latéralement, du fait de la compression.

On rencontre toujours dans ces lésions graves des productions osseuses exubérantes parfois recourbées en crochet (fig. 12), parfois formant soudure avec les voisines (fig. 16).

Si la scoliose « dure longtemps », les portions osseuses comprimées s'atrophient de plus en plus, la disposition cunéiforme devient alors telle que les vertèbres sus et sous-jacentes finissent par se toucher, par fusionner (fig. 16), d'où synostoses de segments entiers de la colonne vertébrale (fig. 21-22). Si l'on examine certaines vertèbres de la convexité, on remarque que du fait qu'elles ne sont plus empilées exactement les unes au-dessus des autres, mais qu'elles ont tendance à verser vers la concavité, en raison même des dispositions cunéiformes de plusieurs d'entre elles, les corps vertébraux sont creusés d'empreintes profondes (fig. 18) dues à la pression énorme de la vertèbre supérieure. Les côtes elles-mêmes, constamment tangentes, se soudent aussi (fig. 14). Mais si l'on sait utiliser ce travail de « néo-production » osseuse en supprimant, par l'immobilisation, ces pressions qui font les vertèbres cunéiformes, on peut espérer que les vertèbres à peine déformées reprendront leur forme de disques.

C'est la raison même et la justification du traitement de la scoliose rachitique, par les appareils plâtrés de correction, dont nous avons déjà parlé.

Quant au mouvement de torsion de l'axe sur lui-même, nous n'y reviendrons que pour citer une expérience déjà ancienne, mais toujours instructive, de Judson.

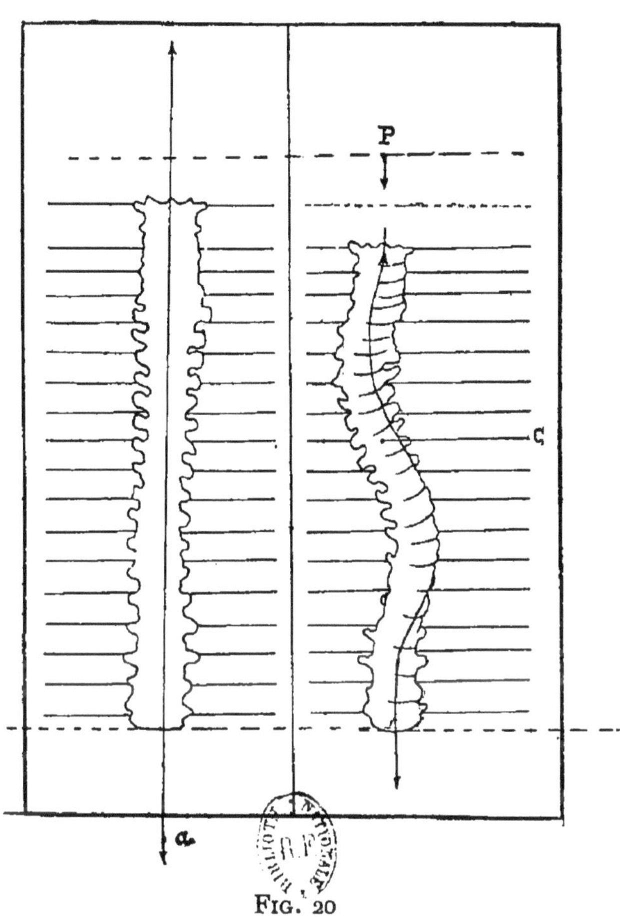

Fig. 20

Expérience du Professeur Judson.

Pression verticale en P.

Traction latérale en C, ont amené comme résultat : torsion et flexion de tout l'axe.

Le dessin ci-contre (fig. 20) représente une
colonne vertébrale fraîche fixée à un cadre. Une
tige de cuivre traverse le canal médullaire et ne
peut se mouvoir latéralement. Des cordes élas-
tiques relient les apophyses transverses aux
montants verticaux.

Si l'on vient à faire pression sur le bouton P,
qui termine la tige de cuivre, tout en exerçant une
traction à l'aide d'un fil C sur une des vertèbres
dorsales, ainsi que le représente le dessin, on
assiste à la formation artificielle d'une scoliose
double à compensation avec sa torsion pathologique.

Et maintenant, qui ne reconnaîtrait en P la
surcharge des épaules et du segment supérieur,
bras, tronc et tête, et en C la traction des muscles
latéraux qui ont entraîné les muscles opposés ?

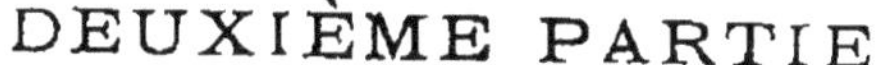

DEUXIÈME PARTIE

LE TRAITEMENT

CHAPITRE PREMIER

TRAITEMENT GÉNÉRAL

L'alimentation, sa physiologie. — La marche. — La course.
Le saut. — Le lit. — Le piano.

Il faut, avant toutes choses, se bien pénétrer de cette idée que la scoliose étant une maladie de la nutrition musculaire, ou, dans certains cas osseuse, la première condition de succès est d'évoluer sur un terrain préparé, autrement dit, il faut d'abord soigner l'état général et, ensuite, instituer un traitement local. Si cette remarque semblait évidente au chapitre de la scoliose rachitique, elle n'est pas moins vraie ici.

« Le traitement de la scoliose, dit Kirmisson, ne fera de réels progrès que le jour où l'on se décidera à la traiter, non comme une déformation accidentelle, survenant sous l'influence d'une cause toute locale, mais bien comme l'expression d'une maladie générale. » C'est dire que nous accordons au traitement général une part de la plus haute importance. De tout ce que nous avons dit, il ressort que quelle que soit son origine, la scoliose est une maladie de la nutrition. Nous commencerons donc ce chapitre, de traitement général, par un aperçu sur l'alimentation.

Si nous comparons le corps à une machine en travail, nous voyons que, pour fonctionner, la machine animale use. Les déchets sont rejetés et les pertes compensées par les matériaux qui lui viennent du dehors. Pour alimenter cette machine qui, dans le cas présent, use davantage par le travail du traitement, et les besoins normaux de réparation, il y aura lieu de modifier un peu son régime de marche. Voyons donc comment cette force est donnée par les aliments organiques et leur combinaison dans nos tissus.

Quand les pertes de l'organisme sont couvertes par la somme nécessaire de matériaux et d'énergie, l'organisme est, dit-on, en « *état d'entretien* ». La somme de matériaux et d'énergie qui maintiennent cet état se nomme « *ration d'entretien* ».

Pour calculer la quantité d'énergie nécessaire, il faut prendre la ration ordinaire d'un adulte, qui est, instinctivement, celle qui est nécessaire à son état d'entretien. La constance du poids du corps pendant des mois, chez un adulte normal, prouve que sa ration ordinaire est bien celle qui lui convient.

Autrement dit, cet adulte aura un *bon régime*.

Prenons un exemple : admettons qu'un moteur de 1 HP doive tourner à 1.400 tours à la minute sous 120 volts et avec une consommation de trois ampères-heure, on dira que ces conditions de fonctionnement du moteur en question sont « le régime ». Mais un moteur d'une force plus grande demandera une consommation plus grande et si on lui donne un courant plus faible que celui qui lui est utile, il ne rendra pas la même force. On dira qu'il ne marche pas à « son régime ». Il en est de même pour le moteur humain.

Or, on remarque que pour un adulte de 70 kilogr. il faut un certain nombre de calories (2.500 à 3.000) par vingt-quatre heures, soit 35 à 50 calories par kilogr. de poids vif. — Ce qui veut dire que cette température est celle qui se dégage de la machine quand la combustion de ses matériaux est bonne. Ces matériaux, ce charbon de notre machine, se composent de trois substances : albumines, hydro-carbones et graisses, auxquels il faut ajouter la fixation des sels minéraux. Il faut un mélange savant de ces quatre sortes de matériaux pour obtenir une bonne « carburation ». Disons, en passant, qu'il faut 1 gramme d'albumine par kilogramme de poids vif en vingt-quatre heures — et que le reste des calories à fournir l'est par la combustion des hydro-carbones et des graisses — mais pour ces aliments peu importe la répartition de graisses ou d'hydro-carbones — ils peuvent se suppléer l'un l'autre. Il suffit que le besoin total de calories soit satisfait.

Chez l'enfant, dont la surface d'évaporation est plus grande, dont la croissance et la formation nécessitent plus de combustion, les doses ne sont plus les mêmes. Ils doivent produire deux ou trois fois plus de chaleur que l'adulte. Ce qui ne veut pas dire, comme certains peuvent le croire, qu'ils doivent absorber deux ou trois fois plus de nourriture que les adultes, toutes proportions gardées, naturellement.

Sans doute, le régime de l'enfant ne peut pas être le même que celui de l'adulte. Et l'on comprend dès lors pourquoi les enfants, qui « mangent tout comme nous », subissent fatalement les conséquences de cette mauvaise combustion ; c'est la première explication du rachitisme.

Nous arrivons à la question de la suralimentation.

Il est de donnée courante qu'il faut suralimenter tout enfant un peu chétif pour le remettre en état d'entretien. Ceci est parfaitement exact. Mais suralimentation ne veut pas dire *gavage*. Il est indispensable, pour comprendre ce que doit être la « *suralimentation* » quand elle s'impose, de préciser quelques points de physiologie.

Nous avons dit que les aliments destinés à être transformés dans notre organisme sont : les albuminoïdes, les graisses, les hydro-carbones et les sels minéraux. Nous savons aussi que ces aliments se fixent d'une façon égale dans l'organisme sur les éléments semblables à eux-mêmes, par exemple, la graisse absorbée se fixera sur les graisses, les phosphates sur les os, l'albumine sur les muscles, etc... Et nous ne parlerons pas de toutes les transformations que subissent ces matériaux pour devenir assimilables.

D'autre part, il y a dans la réglementation admirable de l'organisme des lois d'équilibre. Par exemple, la *loi de l'équilibre* azoté nous dit que si l'on donne à un organisme plus d'albumine qu'il ne lui en faut (1 gramme par kilogramme de poids vif en vingt-quatre heures chez l'adulte), ce surplus ne sera pas économisé et toute l'albumine de supplément sera détruite.

Mais nous savons encore que cette loi d'équilibre n'existe pas pour les hydro-carbones et les graisses qui peuvent se suppléer.

La suralimentation peut augmenter momentanément le nombre des calories dans un organisme, mais cette augmentation est simplenent due au travail exagéré du tube digestif — de là on comprend combien un gavage peut fatiguer l'appareil digestif, lequel au bout de peu de temps ne peut plus supporter cette surcharge. Cette suralimentation, mal comprise, faite dans le but de remédier à des tares rachitiques, ne pourrait que les augmenter.

Donc, suralimentation doit dire sélection.

Chez nos malades, nos rachitiques décalcifiés,

il faut fixer des sels de chaux et du phosphore ;
— on ne leur donnera donc pas de viande, ni de
graisse, pour obtenir ce résultat, mais on prendra dans la nature la même espèce d'aliment
qui se fixera alors en bonne place. On s'assurera
que l'équilibre azoté est bon, sinon on augmentera
la viande — on s'assurera que si l'enfant maigrit
ce n'est pas à cause de l'insuffisance de nourriture azotée et on lui donnera de la graisse...

Tout être qui se « porte bien », à l'âge
adulte, doit conserver son poids ; s'il en varie,
c'est qu'il ne se porte pas bien.

Les individus qui dépensent beaucoup devront
s'alimenter en conséquence. Les enfants qui
suivent un traitement musculaire pénible devront
suivre la règle générale.

Cependant, à l'inverse de ses homonymes, la
machine humaine dépense toujours, même sans
travailler. Un homme de tel poids, use telle
somme de matériaux — ceci est fixe, que cet
homme soit en état d'inanition ou pas. Et si
l'alimentation est insuffisante ou mal équilibrée
— en d'autres termes, si le malade ne prend pas
au monde extérieur, aux aliments, la dose qui
lui est demandée par son être pour vivre, il la
prendra à son propre organisme, à ses muscles
ou à sa graisse, jusqu'à ce qu'il ait satisfait aux
exigences de la machine. Il maigrira. C'est
pourquoi nous disions au début de cet ouvrage
que ceux des enfants rachitiques qui prennent

du poids, sont sur le chemin de la guérison.

De tout ceci il découle que la scoliose étant, d'une façon générale, une maladie de la nutrition. il est indispensable que le choix et la quantité des éléments de combustion de cet organisme en déséquilibre soit l'objet d'une attention avertie.

Les notions bien rapides que nous venons de donner serviront, nous l'espérons, à fixer cette question primordiale de l'alimentation, premier point du traitement général des déviations du rachis.

La marche.

Le second point intéressant, qu'il importe de noter au chapitre du traitement général, est celui de la marche.

Etant donné que nous nous adressons à des enfants délicats auxquels le grand air est indispensable, il semblerait évident que les promenades, les excursions, les exercices en plein air soient à conseiller.

Il en serait ainsi s'il ne s'agissait pas d'enfants déviés. Nous savons déjà qu'il faut éviter les secousses et la surcharge à une colonne vertébrale courbe si l'on ne veut pas augmenter sa flèche. Or, dans la marche, et à plus forte raison dans la course et dans le saut, il est impossible de ne pas agir d'une façon pernicieuse sur ces courbes.

Si l'on décompose la marche, on se rend compte que la locomotion humaine se fait par le jeu alternatif des membres inférieurs recevant chacun à son tour le poids du corps. L'inertie du corps harmonise tant bien que mal cette oscillation pendant la marche, l'harmonise moins bien pendant la course, et, naturellement, plus du tout dans le saut.

Prenons comme exemple la locomotion d'un homme de 70 kilos.

Sans entrer dans les détails du mécanisme de la marche, qui seraient déplacés dans cet ouvrage (1), on peut décomposer la marche en trois temps :

1° projection d'un membre inférieur en avant;

2° temps (court) pendant lequel les deux membres sont en appui sur le sol (un dixième du total);

3° départ du sol du membre inférieur resté en arrière et projection de ce membre en avant d'une longueur de 70 centimètres environ.

Que se passe-t-il en dehors de la projection en avant? un mouvement de torsion de l'axe humain. La hanche du membre projeté en avant entraîne le bassin, tandis que les bras, faisant un mouvement opposé pour rétablir l'équilibre et le centre de gravité, font obliquer les épaules au sens inverse, — résultat : torsion de l'axe.

Ce double mouvement augmente les contractions musculaires, ce qui est parfait chez les « normaux », mais ne vaut rien chez les « déviés ».

(1) Voir Démeny.

Et ceci est d'autant plus important chez ces derniers, que non seulement on doit enregistrer à l'action de la déviation, le poids et la chute en avant de 70 kilos, mais encore une augmentation de travail à chaque foulée, que nous essaierons d'évaluer au moins d'une façon approximative.

Le lecteur nous pardonnera cette digression un peu longue, mais qui nous semble nécessaire. Nous voulons, en effet, lutter contre une manœuvre de traitement dynamique de la scoliose, que nous avons vu pratiquer à l'étranger et qui consiste en une marche rapide et cadencée avec frappe des pieds sur le sol pour mieux insister sur la cadence. Cette pratique est en contradiction formelle avec la physiologie même du traitement des déviés.

Comment peut-on donc évaluer la valeur du travail mécanique mis en jeu dans la marche, la course et le saut?

Considérons un homme sain, d'axe vertébral parfaitement équilibré.

Nous savons déjà que la locomotion amène une torsion de l'axe — nous n'insisterons pas.

Mais, en dehors de ce mouvement, l'homme progresse en déplaçant verticalement son centre de gravité. En effet, si nous appelons G le centre de gravité du corps, nous voyons qu'il suit l'élévation du pied gauche (pied de départ), puis la chute sur ce pied au moment où il vient prendre appui sur le sol; qu'il ne se déplace pas pendant le temps court où les deux pieds sont au sol, qu'il reprend une ascension nouvelle au moment où le pied droit s'élève, descend à nouveau et ainsi de suite indéfiniment. On tracera donc schématiquement la courbe suivante.

Le centre de gravité G s'est élevé au-dessus du plan horizontal sur lequel il était situé quand le marcheur était en X, et est revenu en Y, l'a de nouveau surmonté en X' et y est revenu en Y'. Il a, en somme, suivi une trajectoire telle que celle que nous décrivons ci-contre.

Si nous faisons abstraction du travail nécessaire pour fléchir ou étendre les membres dans les positions réclamées par l'équilibre, le travail nécessaire pour assurer la progression du marcheur se mesurera par le produit du poids de ce marcheur, par la flèche GG' de la trajectoire de son centre de gravité.

Plus la marche est rapide, plus le marcheur fait de pas en une minute — autrement dit, plus il répète de fois ces travaux, plus il fatigue.

Essayons de nous rendre compte de cette fatigue par des exemples.

Le pas militaire que nous prendrons comme type, doit avoir une longueur de 75 centimètres. Le soldat doit en faire 120 à la minute. Il lui est donc imparti une demi-seconde pour faire un pas. Supposons toujours que l'homme pèse 70 kilos. Le travail de progression sera donc, pour un pas,

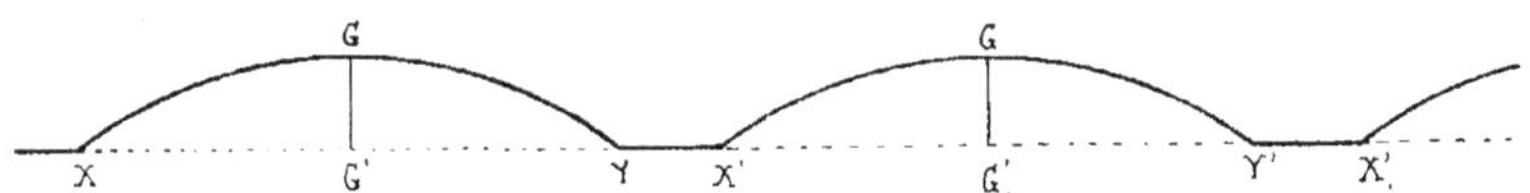

FIG. 23

XYX'Y', courbe du déplacement du centre de gravité.

YX'Y'X', tracé du temps du double appui (1/10).

GG', flèche de la courbe.

XGY, X'GY', élévation successive des deux pieds.

conformément à ce que nous disions plus haut :

$$T = 70 \text{ kilos} \times GG'$$

D'après les travaux de Marey, la flèche GG' est voisine de 1/30 de la taille de l'homme. Si celui-ci mesure 1^m65, nous aurons :

$$GG' = 0^m055 \text{ et alors}$$

$T = 70$ kilos $\times$ $0^m055 = 3$ kilogrammètres 85. et en une seconde ce sera le double, ou 7 kilogrammètres 7.

Il est évident que si le mouvement s'accélère, la dépense énergétique qu'il faudra faire pour le déplacement, croîtra en proportion, sans préjudice de contractions musculaires plus actives.

Il faut noter également que le travail musculaire, créé par la torsion de l'axe dans le déplacement alternatif du corps, sera proportionnel au travail de la locomotion.

Voyons maintenant ce qui se passe pour la course :

Pour fixer les idées nous prendrons comme type le pas gymnastique.

En principe, ce procédé de locomotion devrait être fait en glissant, les membres inférieurs étant en demi-flexion, ce qui, diminuant la flèche GG' de notre schéma, diminuerait de ce fait le travail énergétique, celui-ci étant le produit du poids du corps par la hauteur de flèche. Mais en réalité, le pas gymnastique ne se fait pas ainsi et il faut le considérer comme une course lente.

On admet que le pas gymnastique doit avoir

un mètre de longueur et que le marcheur fait 180 pas à la minute, soit un pas dans un tiers de seconde. On fait donc dans ce mode de locomotion, 3 mètres à la seconde, tandis qu'au pas de marche ordinaire, on parcourt seulement 1^{m}5o. A égalité de temps, on doit donc faire le double de chemin. A quel prix ?

Etant donné que le déplacement vertical du centre de gravité est plus accentué que dans la marche et que nous admettons qu'il est approximativement de 0^{m}o75, pour un adulte de 1^{m}65 et de 70 kilos, nous dirons que le travail de déplacement sera de :

70 kilogr. $\times$ 0,075 = 5 kilogrammètres 25 par pas et, en une seconde, le triple ou 15 kilogr. 75.

C'est légèrement plus du double de ce que nous donne le pas accéléré. Il est certain que le travail des torsions compensatrices est également doublé.

Saut.

Nous n'analyserons pas le saut qui n'est pas une allure de progression normale. Nous dirons cependant, à titre d'indication, qu'un saut en longueur de 2^{m}5o, par exemple, fera décrire au centre de gravité, se déplaçant verticalement, une flèche de 0^{m}3o, ce qui donnera :

70 kilogr. $\times$ 0^{m}3o = 21 kilogrammètres.

Il faut environ une seconde pour le réaliser, c'est donc une fatigue sensiblement triple de celle du pas accéléré.

Ce chiffre de 0^{m}3o étant celui que nous admettons comme mesure du déplacement vertical du centre de gravité pour le saut supposé.

Voilà pour l'homme bien équilibré. Nous voyons de suite que si ces forces venaient à s'exercer sur une colonne vertébrale fléchie, elles seraient fatalement nuisibles en augmentant considérablement les courbes.

Mais ce n'est pas encore la réalité. Les résultats arithmétiques que nous venons de donner, sont grandement modifiés du fait de la désharmonie, de la dissymétrie de l'équilibre de la charpente humaine, dans les cas de déviation du rachis. Il s'ensuit conséquemment une dissymétrie évidente dans l'amplitude et le rythme des mouvements.

Quel que soit le mode de locomotion — pas ou course — le centre de gravité ne se déplacera plus selon une courbe régulière, mais sa trajectoire sera inscrite tantôt plus vite, tantôt plus lentement que chez l'homme équilibré et la fatigue, résultant de travaux réalisés dans des temps plus ou moins courts, sera accrue dans des proportions considérables.

Et nous résumerons ces lignes en disant que si une secousse évaluée à 7 kilogr. par seconde dans la marche, à 15 kilogr. dans la course lente, est sans influence fâcheuse sur un axe vertical, il est évident que ces charges agissant sur les courbes du rachis ne pourront que les augmenter d'une façon considérable.

Les scoliotiques ne doivent donc marcher que le strict minimum. Primo, non nocere.

Et nous répéterons que les stations au grand air ne sont pas incompatibles avec le repos.

Le lit.

Il n'est pas indifférent que l'enfant dévié repose sur un lit ou sur l'autre et se couche en *chien de fusil* ou non. Ceci semble évident et cependant ce point est trop souvent oublié.

Nous ne demandons pas que ces malades dorment sur des lits orthopédiques !

Ce serait une exagération. Mais cependant, il est à recommander que le lit soit aussi plan que possible. Pour obtenir ce résultat, un des bons moyens consiste à intercaler entre le sommier et le matelas une planche qui, en assurant une certaine régularité de couche n'est pas trop pénible. On supprimera les oreillers et même le traversin, mais on surélèvera légèrement le haut du lit, de façon à ce que l'enfant repose sur un plan incliné.

On surveillera également la tenue du scoliotique dans son lit. Beaucoup d'enfants ont la mauvaise habitude de se pelotonner sur euxmêmes. Nous savons que le repos le plus agréable est celui qui se prend les fléchisseurs légèrement en action — mais de là à l'attitude dite en *chien de fusil,* il y a loin.

Comment remédier à cette mauvaise habitude ?

Le premier moyen sera de surveiller l'enfant, du moment où il entre dans son lit au moment ou il s'endort. On l'obligera à se coucher soit sur le dos, soit mieux, presque sur le ventre en demi-flanc, les jambes allongées.

Pour beaucoup, cette surveillance sera inutile ou insuffisante. Dans ce cas, nous conseillons d'attacher des poids légers aux pieds. Ces poids seront tels qu'ils ne l'entraîneront pas au fond du lit, mais qu'ils le « solliciteront » à allonger les jambes.

Si nous supposons même que l'enfant s'endorme en pelote, ces poids, dès que les muscles, sous l'influence du sommeil, seront en résolution, ramèneront tout doucement, insensiblement même, les membres inférieurs en extension.

Le mode d'attache, le plus pratique, de ces poids est celui qui consiste à les suspendre aux sous-pieds de guêtres de toiles, adaptées aux pieds de l'enfant. De cette façon l'action pesante est répartie sur tout le pied et ne fatigue pas l'articulation tibio-tarsienne.

Les arts d'agrément. Le piano.

Nous ne voulons pas terminer ce chapitre de traitement général sans dire un mot des arts d'agrément et particulièrement du piano.

Les scoliotiques peuvent-ils jouer du piano ?

En principe, les déviés ne doivent pas se livrer au piano.

Si le jeu de cet instrument, comme celui du violon ou du violoncelle, du reste, est inoffensif pour des enfants d'axe vertébral vertical, on doit comprendre combien il est nuisible pour des enfants déviés, d'autant plus que se « bien tenir » en jouant est un mythe et non une réalité.

L'exécutant est trop occupé à lire et à exécuter la musique pour songer à se tenir droit, et, peu à peu il se tasse, augmentant naturellement sa courbe pathologique. Il faut, de plus, ne pas perdre de vue ce que nous avons déjà dit, à savoir que la station assise limite la base de sustentation au bassin.

Ces notions sembleront évidentes, mais nous avons tenu cependant à les préciser, car c'est un désir commun à tous les parents de faire marcher de front le traitement, les classes et les arts d'agrément, et nous savons combien il est parfois difficile de lutter contre certains professeurs de musique dont le noble objectif est de faire de leurs élèves des virtuoses et qui veulent oublier qu'il est plus utile, dans l'existence, d'être un profane normalement constitué qu'un artiste bossu.

CHAPITRE II

LE TRAITEMENT PARTICULIER

La mécanothérapie générale. — La mécanothérapie
orthopédique : Appareil B. du docteur Bidou ; —
Appareils C. du docteur Bidou. — La gymnastique
spéciale. — Ses principes. — Description des mouvements. — La gymnastique respiratoire. — Gymnastique abdominale. — Massage. — Électrisation.
— Plan incliné.

Le traitement particulier de la scoliose est long
et minutieux. C'est un traitement de chaque jour
et de plusieurs heures par jour. Il se résume en
deux mots : « *redresser et maintenir* ».

La mécanothérapie, la gymnastique spéciale,
les massages, l'électrisation et les corsets-tuteurs
représentent les modes différents du traitement.

LA MÉCANOTHÉRAPIE

La mécanothérapie de la scoliose est assez particulière. Elle fait partie du groupe de la « mécanothérapie orthopédique ». Elle sera utilisée
passivement et activement. Mais le mouvement
passif est évidemment celui qui sera le plus
employé.

Il ne faut pas, en effet, perdre de vue que les

scoliotiques sont presque toujours des enfants, plus rarement des adolescents, et que dans leur esprit, trop jeune encore, l'importance du traitement est une question de second plan.

Le cas de ces malades nous rappelle celui des accidentés du travail avec une nuance différente. Chez le blessé, toujours plus ou moins atteint de « sinistrose », le but poursuivi est de guérir juste assez pour ne pas rester impotent, mais pas trop cependant, de façon à conserver l'espoir d'une petite rente que son accident lui a fait entrevoir.

Chez l'enfant, le calcul est moins honteux naturellement, mais il est humain. L'enfant est paresseux de nature ; — quelque animés de bons désirs qu'on puisse les supposer, ils n'en sont pas moins des enfants, autrement dit des êtres chez qui le raisonnement n'a pas encore dompté la paresse.

De plus, la mécanothérapie active nécessite un travail et une force physique que ces enfants sont parfois incapables de fournir.

Il ne faut pas leur demander de faire manœuvrer eux-mêmes avec leur gibbosité costale, avec leurs courbes latérales, des appareils lourds à résistances violentes.

Ces mouvements ordonnés d'une façon générale à tous les malades d'un service de scoliotiques, risqueraient non seulement d'être mal faits, mais encore d'être nuisibles, aussi ne faisons-nous exécuter le mouvement actif qu'à certains scoliotiques en convalescence de déviation.

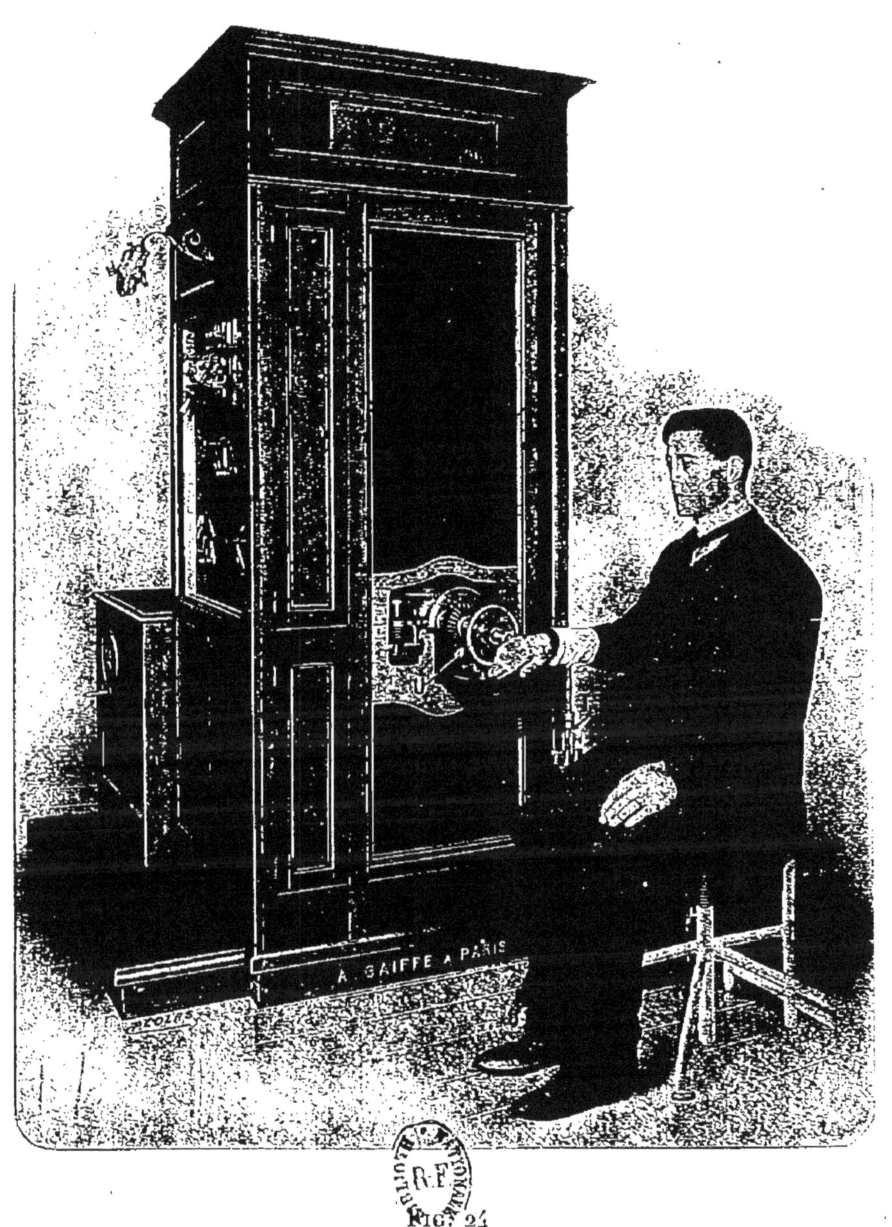

Fig. 24

Arthromoteur général du Docteur Gabriel Bidou.

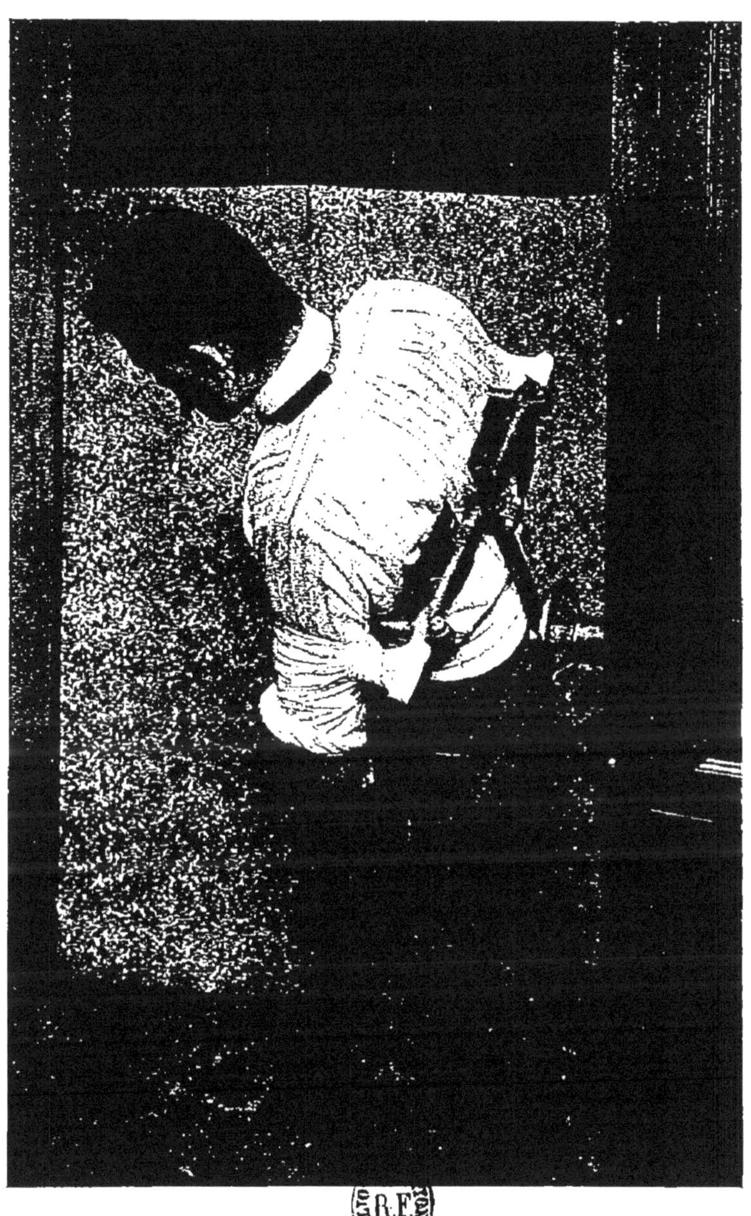

Mouvement (actif ou passif) d'oscillation latérale du tronc.
(Arthromoteur Bidou).

Le mouvement que nous choisissons, dans ce cas, est celui de flexion latérale du rachis. Il faudra s'assurer que l'axe humain de flexion coïncide parfaitement avec l'axe mécanique, de façon à localiser à la région lombaire sans « va-et-vient » et n'opposer qu'une résistance très légère à l'action du malade.

La mécanothérapie est la méthode rationnelle du redressement de la scoliose. Nous dirons même que si l'enfant peut être dans l'impossibilité réelle de faire tel ou tel mouvement, puisque ses muscles ne peuvent pas lui obéir, et si le mouvement actif est parfois irréalisable, le mouvement passif est toujours possible. Enfin, seule, la machine peut donner des pressions constantes, égales et mathématiquement graduées et dosées.

La mécanothérapie orthopédique sera simple.

Nous savons que le redressement mécanique de la scoliose du deuxième degré doit s'appliquer en quatre points différents :

1° Courbe cervicale ;

2° Courbe dorsale ;

3° Courbe lombaire ;

4° Gibbosité costale ;

L'appareil de mécanothérapie orthopédique doit donc opérer ces quatre redressements et il doit les opérer à la fois.

Nous estimons, en effet, qu'il est pratiquement impossible de faire passer un malade dans cinq ou six appareils différents de mécanothérapie. Outre la complication de place et d'économie d'une telle « usine », il faudrait consacrer plusieurs heures, par jour, à ce seul mode de traitement. Or, la mécanothérapie ne représente qu'une partie des soins journaliers à donner à un scoliotique. C'est de l'ensemble des différents modes de traitement, qu'il faut attendre un résultat heureux, dans la cure des déviations.

Toute la mécanothérapie orthopédique doit donc être réalisée par un seul instrument.

Dans ce but, nous avons construit un appareil qui agit sur toutes les courbures à la fois.

Il faut considérer quatre courbes dans la scoliose du deuxième degré :

1° une courbe dorsale primitive ;

2° une courbe lombaire ;

3° une courbe cervicale secondaire ;

4° une gibbosité costale dans le sens antéropostérieur due à la torsion des vertèbres.

L'appareil, que nous présentons au lecteur, est dit « *appareil B* » de notre collection.

Il est formé d'un plan incliné, constitué par deux planches indépendantes pouvant s'écarter l'une de l'autre à volonté, dans le but de donner une largeur quelconque dans les limites utiles, et pouvant également être montées et descendues au moyen de deux vis, d'où variation du plan et de l'inclinaison de chacune de ces planches.

Le malade s'étend en décubitus ventral sur

Fig. 26

Appareil B
(redressement simultané des courbes de la Scoliose).
Appareil du Docteur Bidou.

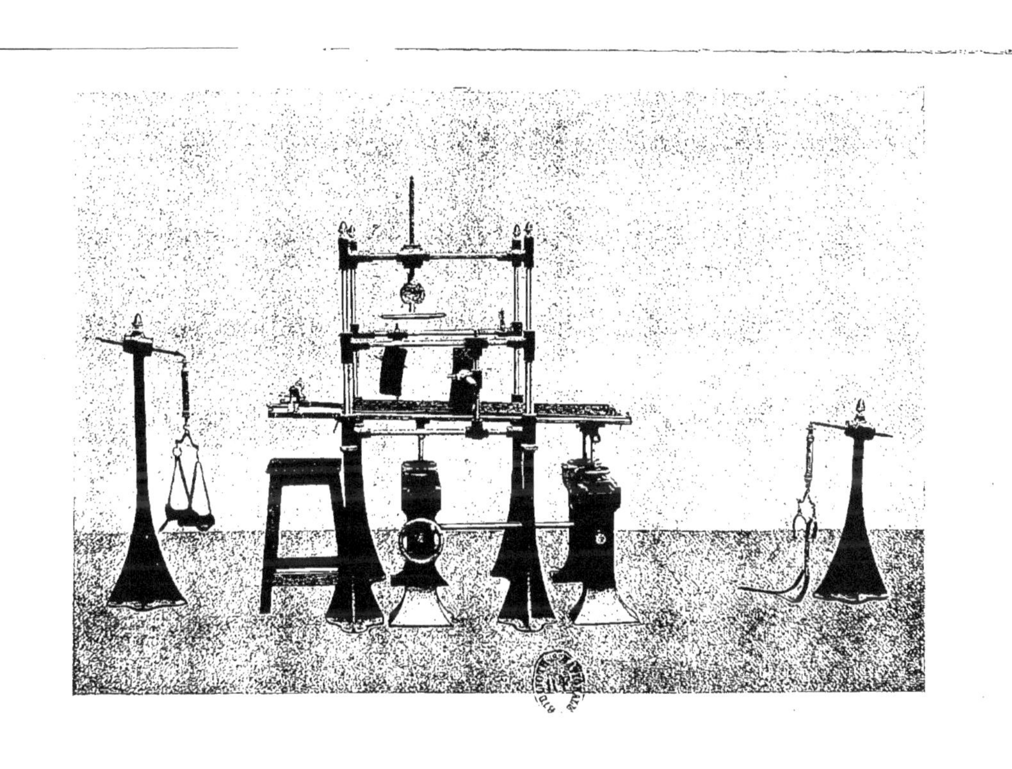

cette double table. Il porte une mentonnière et des guêtres. Aux sous-pieds de ces guêtres viennent s'attacher des courroies reliées au poteau de traction inférieure, tandis que la mentonnière est attachée au poteau de tête. Des vis permettent une tension plus ou moins forte mesurée par des dynamomètres.

Deux « mains » latérales montées sur des vis peuvent donner des pressions latérales et une autre main verticale exerce une pression perpendiculaire au plan de la table — d'où simultanément :

Tension et contre-extension.

Pression dorsale.

Pression lombaire.

Pression verticale, au niveau de la gibbosité costale.

Toutes actions mesurées et amorties par l'élasticité des dynamomètres.

Mais l'appareil, que nous venons de décrire et dont nous donnons la photographie (fig. 26), ne peut pas être utilisé par tous les médecins. Il représente un certain encombrement et ne trouve sa place que dans les cliniques spéciales. Et cependant bon nombre de médecins doivent pouvoir soigner des scolioses sans une organisation particulière.

Nous avons, dans ce but, construit un appareil double dit « *appareil C* ».

Cet appareil, comme l'indique la photographie

(fig. 27) est composé d'une presse qui donne la pression P, perpendiculaire, à l'aide d'un volant 1 et la pression latérale à l'aide du volant 2 — la masse 3 coulisse alors sur la pièce à queue d'aronde 4 qui fait elle-même partie du support 5, lequel est vissé sur une table.

De cette façon, les deux mouvements de pression double latérale et de pression perpendiculaire sont réalisés.

L'enfant sera donc étendu en décubitus ventral sur une table plan incliné munie, à sa partie supérieure, de deux crochets supportant les cordes de la mentonnière et, à sa partie inférieure, de deux poulies sur la gorge desquelles passeront deux cordes partant des pieds de l'enfant et souportant des poids (sacs de sable).

Nous aurons alors l'extension et la contre-extension, soit traction des pieds et traction de la tête sur un plan incliné. L'appareil B est ainsi remplacé dans ses organes indispensables. Restent les pressions pour lesquelles on utilise un autre appareil C. Soit encore, par exemple, le cas d'une scoliose dorsale droite à compensation lombaire gauche : l'extension et la contre-extension étant faites comme nous venons de l'indiquer, voici comment seront placés les deux appareils.

Le premier sera vissé sur la planche plan incliné au niveau de la courbure dorsale. Il agira en pression latérale (volant 2) sur la convexité et

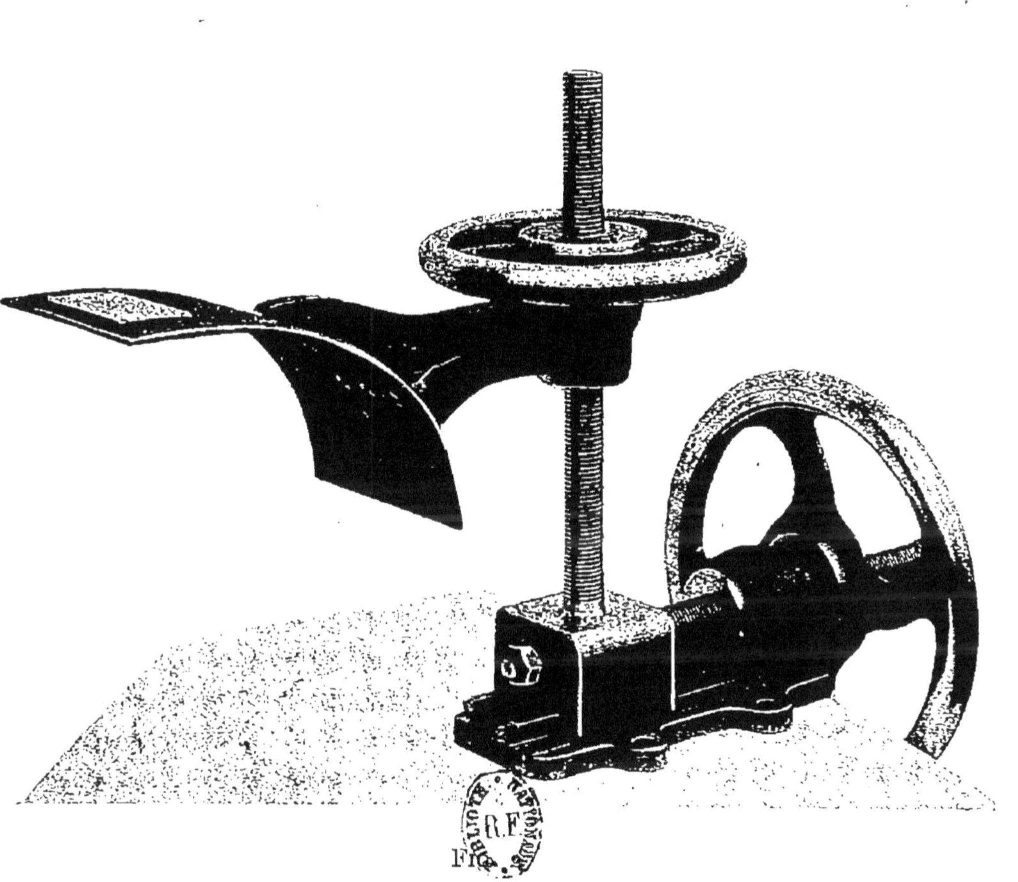

Appareil C, du Docteur G. Bidou.

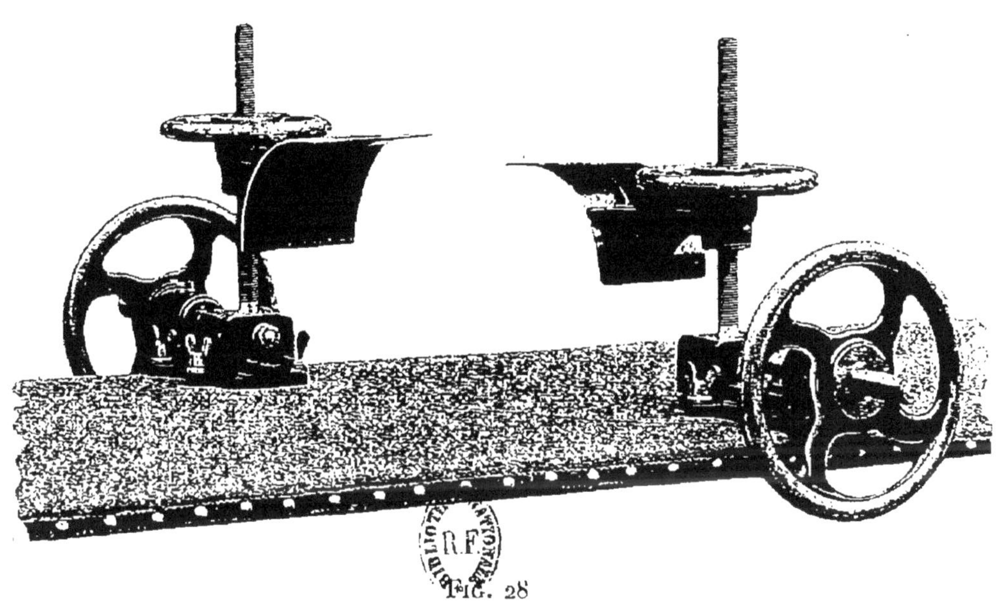

FIG. 28

La figure représente deux « appareils C », fixés de chaque côté d'une table, sur laquelle serait étendu le malade.

Un des appareils « dégauchira » la courbe dorsale, et l'autre, la courbe lombaire.

Le volant supérieur, mobile verticalement, agira comme presse sur la voussure costale.

en pression perpendiculaire (volant 1) contre la gibbosité dorsale.

Le second sera vissé de même sur le plan, au niveau de la compression lombaire et agira par pression latérale sur cette courbure.

Ainsi donc, l'extension et la contre-extension, les pressions latérales et dorsales seront obtenues avec deux appareils C, comme avec l'appareil B.

Ils ne peuvent naturellement pas le remplacer. Ils sont d'une utilisation moins précise et moins pratique, mais dans beaucoup d'installations cliniques ou privées à espaces limités, ils sont appelés à rendre service.

La gymnastique spéciale.

Cette partie du traitement de la scoliose est certainement la plus importante et celle dont l'application est la plus difficile.

La gymnastique, dont il s'agit ici, n'est pas pédagogique, mais exclusivement médicale, ce qui implique une compréhension plus précise et surtout une exécution plus soignée.

Les gymnastes de profession ne doivent donc pas se lancer dans l'exécution des mouvements que nous allons décrire. Il faut posséder des notions d'anatomie et de physiologie du mouvement qui leur échappe et leur action pourrait être nuisible.

Aussi ne faut-il pas s'étonner des insuccès de

la gymnastique dans le traitement de la scoliose. En effet, il est de donnée courante dans le public, que les enfants déviés doivent *faire de la gymnastique*. Aussitôt, les parents ignorants, mais pleins de bon vouloir, font inscrire leur enfant malade chez le meilleur gymnaste de la ville, persuadés d'avoir accompli leur devoir. Il y a fagot et fagot, il y a également deux gymnastiques.

Nous mettrons encore en garde les parents contre la gymnastique suédoise.

Nous nous expliquons. Elève nous-même de Suédois, nous ne saurions médire de la méthode que nous avons apprise. Elle est excellente, parfaite même pour le développement bilatéral d'enfants normaux, mais elle est *pédagogique* et non médicale. Cependant, le lecteur trouvera plus loin la description des mouvements que nous conseillons et leur trouvera un atavisme suédois — ce sont, en effet, des mouvements étudiés et, pour plusieurs, pris dans la méthode suédoise, mais appropriés, *médicalisés.*

Enfin, il est nombre de gymnastes dits « suédois » qui n'ont de la méthode que le nom. Il faut se méfier d'eux comme de la fausse monnaie et ne pas oublier que nous avons en France beaucoup de Suédois authentiques dont la science est indiscutable et qu'ils sont assez nombreux pour que l'on n'ait pas recours aux forbans de leur profession.

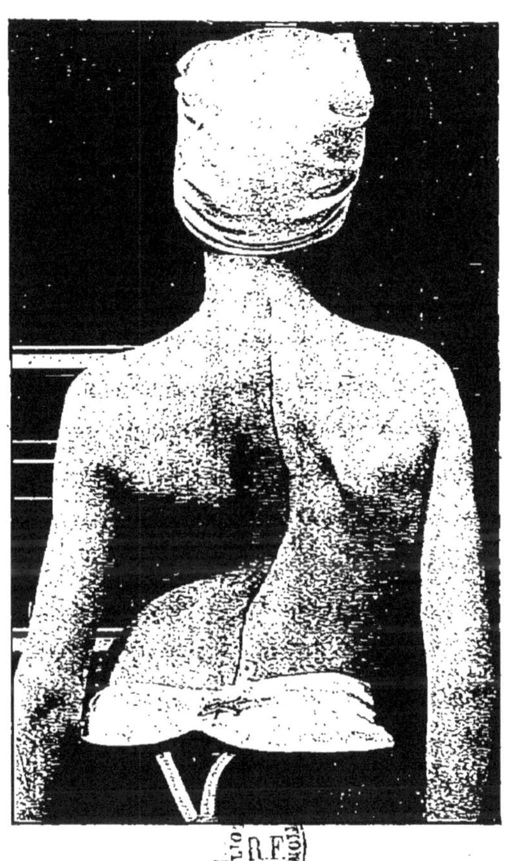

SCOLIOSE ESSENTIELLE

Type ayant servi de modèle pour les photographies
suivantes.

Il serait fastidieux de donner pour chacun des mouvements que nous allons décrire la raison physiologique de chaque attitude. Les ouvrages spéciaux de la physiologie du mouvement seront à consulter par le lecteur qui désirerait cette analyse.

Nous nous bornerons donc à donner les idées principales de ce mécanisme des mouvements, ne voulant pas aller contre la simplicité d'explication et de compréhension que nous cherchons dans cet ouvrage.

Il importe d'abord de savoir ce que Ling, maître suédois, appelait contraction excentrique et contraction concentrique.

Le gymnaste, qui soulève un poids et arrive à vaincre la force de sa pesanteur, fait un effort à contraction concentrique ; c'est son muscle qui se contracte et qui gagne la bataille.

Au contraire, si le poids, trop lourd pour le muscle qui travaille, entraîne ce dernier, l'étire, l'allonge, malgré sa résistance ; la contraction musculaire est dite « excentrique ». C'est le poids qui gagne alors la bataille. On comprend, dès lors, la différence d'action entre ces deux contractions.

Dans le premier cas, la contraction faite lentement, progressivement, augmentera la nutrition du tissu musculaire — c'est l'histoire du biceps de l'athlète — et, dans le second cas, cette contraction excentrique luttera favorablement contre les muscles contractés en les élongeant.

Les mouvements seront toujours faits lentement avec un repos entre deux, de façon à éviter la fatigue. Ils ne seront jamais brusques, mais lents et doux — un mouvement rapide et brusque est, en effet, limité. De peur du choc final, qui serait gravement préjudiciable à l'harmonie et à la solidité du squelette et de ses articulations, choc que l'on ne peut pas éviter daus le mouvement saccadé, le muscle ne se « *livre* » pas complètement, l'amplitude est toujours incomplète. Dans les mouvements doux et lents, au contraire, les muscles travaillent à leur amplitude maxima (fig. 3o) et la nutrition du muscle est largement favorisée. De plus, il ne faut pas oublier que la charpente humaine maintient les rapports normaux entre ses différents segments, uniquement par le travail cadencé, rythmé de ses muscles, considérés comme moyens de liaison.

Il est indispensable de savoir que lorsqu'on exécute un mouvement à grande extension et à effort considérable, il n'est pas que les muscles spéciaux à ce mouvement qui travaillent, mais il existe, dans la machine humaine, une telle harmonie que toute la musculature en général a subi ou concouru au travail localisé. De plus, il est certain que tout déséquilibre dans la charpente, dans la progression ou la statique du corps, rejaillit sur les organes de l'individu.

Le corps humain a une forme qui ne doit pas

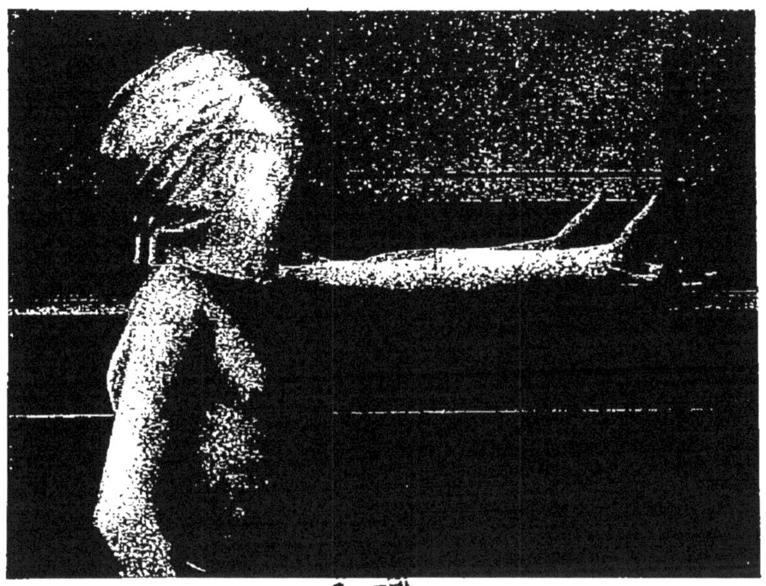

Cette gravure démontre comment il est possible d'agir par extension spontanée sur les muscles et les articulations d'un membre.

Deux photographies ont été prises sur le même cliché. On remarquera que le dos de l'enfant est resté parfaitement exact dans les deux poses et que seul le bras a subi une modification.

La première pose a été prise, le bras étant en extension normale, et la seconde, le bras étant en extension forcée.

Le déplacement de la main mesure l'élongement réel dû au travail de tension.

Cet exemple sera d'une grande utilité pour la clarté des pages qui suivent et qui sont consacrées à une gymnastique d'extension.

être modifiée ou bien sa finalité d'équilibre général est rompue.

Puisque nous parlons ici de déviations, il est évident, une fois de plus, que toute secousse est détestable. Or, si après une contraction énergique, où toute la musculature a été mise en tension, on abandonne brutalement l'effort, la charpente retombera violemment sur elle-même, cédant à la pesanteur et à l'élasticité musculaire. Il faut donc « *descendre* » les efforts — nous voulons dire par cette expression dont nous ressassons les oreilles de nos petits malades, qu'il faut accompagner doucement la descente des muscles et de la charpente osseuse.

Il est à noter encore que, dans un mouvement, les attitudes successives ont une importance extrême. Ainsi le mouvement de flexion en avant fait au niveau des articulations fémorales, agissant comme charnières, est absolument inutile et sans effet sur le redressement de l'axe vertébral, tandis que ce même mouvement, fait convenablement par la tête d'abord, le menton à la poitrine, puis par toute la colonne vertébrale, s'enroulant pour ainsi dire progressivement autour d'un axe horizontal idéal, les hanches maintenues, allongera le rachis et luttera victorieusement sur ses courbes en les dépliant.

Nous résumerons ces lignes en disant que tous les moments d'un mouvement doivent être l'objet d'une attention particulière et que ce n'est qu'à ce prix que l'on sera en droit d'en obtenir des résultats heureux. On limitera donc le nombre des malades aux séances de mouvements, de façon à ce que le médecin et ses assistants ne quittent pas des yeux chacun de leurs petits gymnastes.

L'expérience nous a montré que mieux était de faire exécuter peu de mouvements et de les bien faire, que d'en adopter un grand nombre — nous avons réduit notre séance de gymnastique spéciale à dix mouvements qui sont :

1° flexion du tronc en avant avec extension de la colonne vertébrale ;

2° extension horizontale et verticale des bras — station debout ;

3° gymnastique respiratoire ;

4° flexion latérale du rachis ;

5° détorsion de l'axe vertébral — station debout — mains aux hanches ;

6° ampliation thoracique — station penchée en avant avec membres inférieurs demi-fléchis et en demi-fente ;

7° flexion latérale passive à la bôme avec immobilisation du bassin — station debout ;

8° flexion latérale sur le plint — station faciale avancée.

9° gymnastique abdominale :

a) flexion et extension des membres inférieurs sur le tronc ;

Fig. 31.

Cette figure, comme les figures 3o, 32, 33..., représente
la scoliose fig. 29, dans diverses attitudes de correction.
Celle-ci montre l'action du mouvement.
Extension horizontale des bras — sur le rachis incurvé.

Fig. 32.

Mêmes remarques.
Redressement de l'axe dans le mouvement de flexion
latérale.

Fig. 33.

Redressement dans le mouvement de flexion du tronc
en avant.

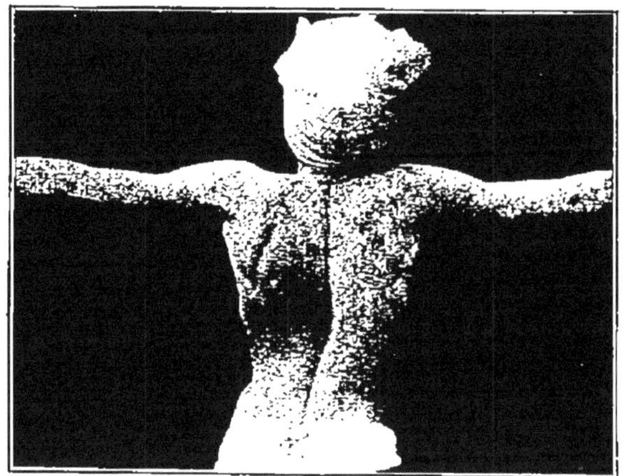

Fig. 31

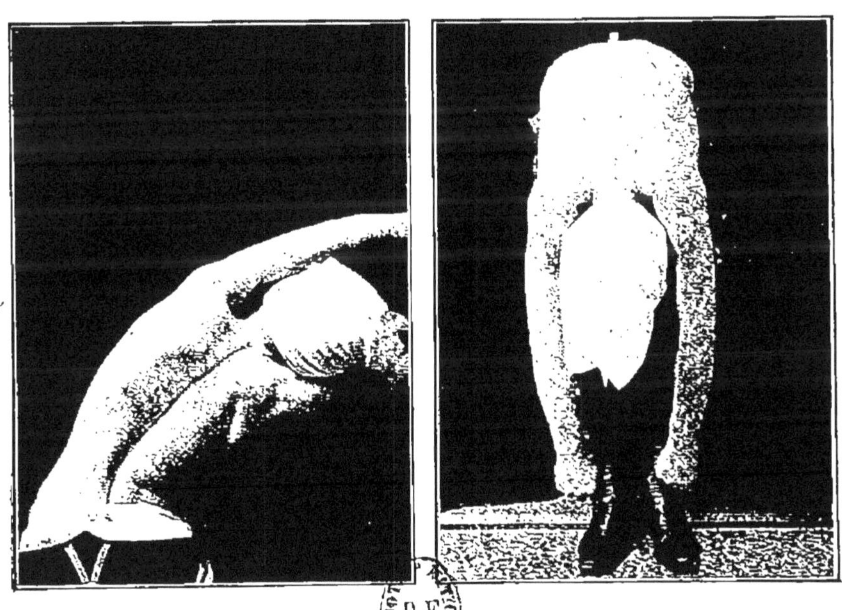

Fig. 32   Fig. 33

b) flexion et extension du tronc sur les membres inférieurs ;

10° suspension à l'espalier simple ou double ou à l'échelle orthopédique.

1° **Flexion du tronc en avant** (fig. 33.) — Le malade se place face au mur, les talons joints et la pointe des pieds ouverte, les bras placés en extension verticale, d'un écart supérieur à la largeur de la poitrine, et les mains amenées légèrement en avant du plan frontal, les paumes de face.

C'est dans cette attitude que *commence* le mouvement. Ce qui veut dire qu'il ne faut pas que l'enfant, partant de la position du soldat sans armes au « garde à vous », se croie obligé à des efforts inutiles pour amener ses bras verticalement.

Nous ne faisons pas de gymnastique militaire, et l'attitude de départ de chaque mouvement varie avec celui-ci.

L'enfant s'étant assuré qu'il est bien parallèle, par son bassin, au mur qui se trouve devant lui, « tire » sur ses bras le plus possible, faisant ainsi traction sur sa colonne vertébrale, puis, quand cette traction est à son maximum, il se fléchit en avant, la tête la première, le menton touchant la poitrine d'une façon telle qu'il pourrait conserver jusqu'à la fin du mouvement une pièce de monnaie entre son thorax et le menton — puis, continuant la traction sur les bras, il se fléchit de plus en plus jusqu'à toucher le sol si possible — en tout cas, jusqu'à ce qu'il sente qu'il va fléchir les genoux. A ce point, il se relève lentement, toujours en tirant sur les bras, se redresse, et déplie la tête la dernière. Puis, en maintenant le corps tendu, il laisse tomber doucement les bras le long du tronc et *descend* le corps tout lentement, peu à peu. Il *descend son effort* — car il ne faut pas oublier que du fait de cette traction énergique des bras en haut, le corps tout entier a été tendu, que tous les muscles sont venus en aide à cette tension des bras et que cette attitude en tension ne doit pas brusquement cesser, sous peine de donner à la charpente osseuse et musculaire un véritable coup de massue.

Dans ce mouvement, la traction verticale des bras et la flexion du tronc, s'enroulant, pour ainsi dire, autour d'un axe idéal, tendent à redresser la colonne vertébrale courbe. On se représente bien cette double action agissant sur un fil de fer auquel on aurait donné une forme de scoliose.

Ce mouvement, comme tous les autres du reste, sera répété cinq ou six fois, lentement, avec un arrêt entre deux.

2° **Extension horizontale et verticale des bras — Station debout (fig. 3i).** — L'enfant se place comme précédemment en station debout, les talons joints et face au mur.

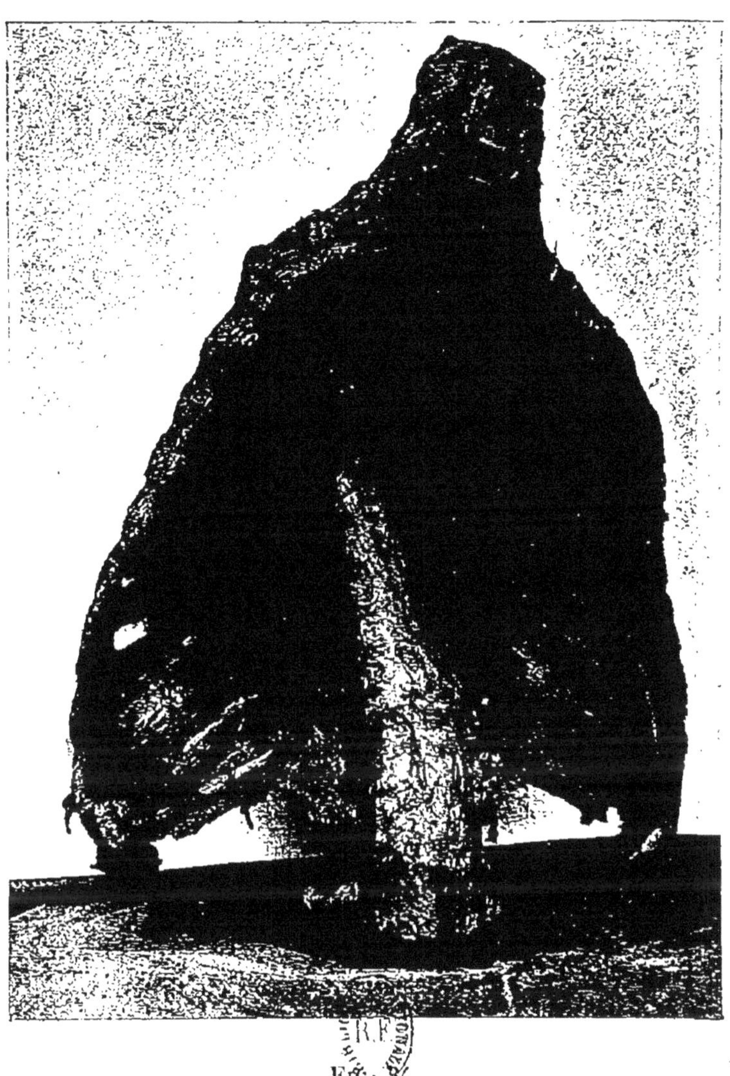

Fig. 34

Cette pièce anatomique montre comment une déviation de l'axe peut déplacer les organes profonds et « enfouir », par exemple, un poumon dans une sorte de loge où son expansion sera amoindrie d'une façon considérable.

A signaler les trois courbes particulièrement visibles sur cette photographie.

Fig. 35.

SCOLIOSE GRAVE DORSALE DROITE, COMPENSÉE

Cette gravure vient confirmer la démonstration de la photographie précédente (34).

On voit, en effet, à quelles déformations peut arriver un thorax scoliotique.

On remarquera que les côtes droites sont collées, littéralement, contre la convexité vertébrale, et l'on s'imagine en quel état était réduit le poumon droit!

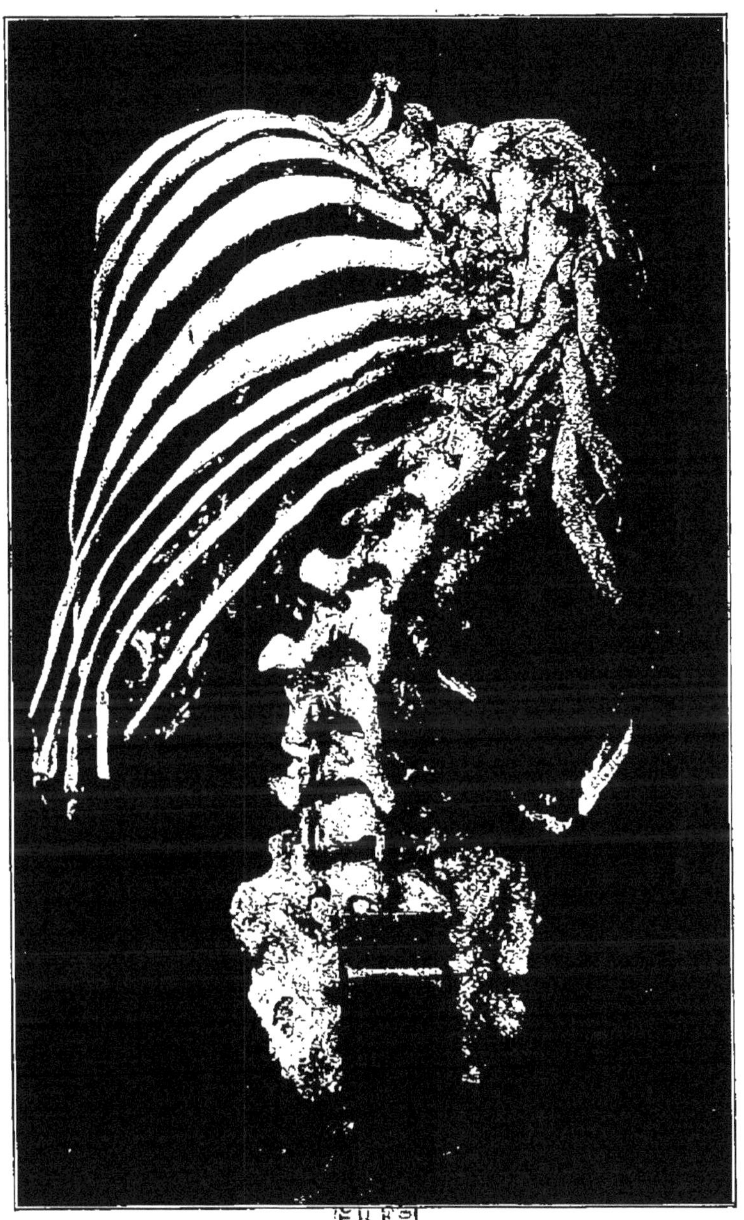

FIG. 80

Il porte les bras en extension horizontale un peu en avant du plan du corps, de façon à ce que les mains, paumes en haut, soient dans le champ visuel, l'enfant regardant devant lui. A ce moment, le malade est « *bien en place* » et peut commencer son mouvement.

Celui-ci consistera en une traction énergique, mais progressive des bras — puis, lorsque la tension horizontale sera arrivée à son maximum, l'enfant passera lentement à l'extension verticale en continuant sans arrêt la tension musculaire. Arrivé à la station verticale des bras, paumes en avant, l'enfant reviendra, toujours en tension, à la disposition horizontale. A ce moment, immobilisant tout le tronc, il laissera tomber lentement les bras et descendra doucement le corps de façon à ne pas imprimer un mouvement sec à sa musculature, que sa propre élasticité tendrait à ramener à l'attitude du repos.

Évidemment, pour ce mouvement comme pour tous, l'enfant aura les membres inférieurs tendus — il sera monté sur *acier* et non pas sur des jambes de coton à demi pliées et molles. Indépendamment de la question d'équilibre, de la stature et du point d'appui au sol nécessaire pour la bonne exécution du mouvement, cette attitude énergique est d'une éducation excellente pour l'harmonie ordinaire du corps.

L'action de ce mouvement est nettement indiquée pour l'amplitude thoracique et le redressement des courbes dorsale et cervicale.

3° **Gymnastique respiratoire.** — Les scoliotiques respirent habituellement très mal. Cela pro-
vient de leur déviation, d'une part, et de ce fait
qu'ils sont, en majorité, des adénoïdiens. La
forme de leur thorax, affaissé du côté concave,
et la courbe de l'axe vertébral (fig. 34) sont des
obstacles à l'ampliation thoracique. Quant à l'obs-
truction de l'arbre respiratoire par des végéta-
tions, elle s'explique d'elle-même.

Les adénoïdiens seront opérés avant même
tout commencement de traitement. Quant aux
autres, ils seront l'objet d'une attention toute
particulière.

Le mouvement de gymnastique respiratoire
doit accompagner tout mouvement gymnastique
spécial, toutes les fois que la chose est possible.

C'est au niveau des poumons que le sang vient
prendre à l'air inspiré l'oxygène qu'il porte à
l'intime de nos tissus. Là se font les combustions,
et leurs déchets sont ramenés : les uns au poumon
qui les expulse sous forme d'acide carbonique et
de vapeur d'eau — les autres au rein qui les filtre
et les rejette.

L'hématose est fonction de la capacité respiratoire, et plus actif est l'échange au niveau du
poumon, plus actives sont les combustions de
l'organisme et les combinaisons des éléments de
nutrition.

La nécessité de favoriser l'ampliation thora-

Fig. 36.

Ampliation thoracique A' B' C' D' > A B C D

Fig. 37.

Ampliation thoracique OB' OD' > OB OD

L'élévation de la cage thoracique augmente simultanément le diamètre latéral (*fig.* 36) et le diamètre antéropostérieur (*fig.* 37).

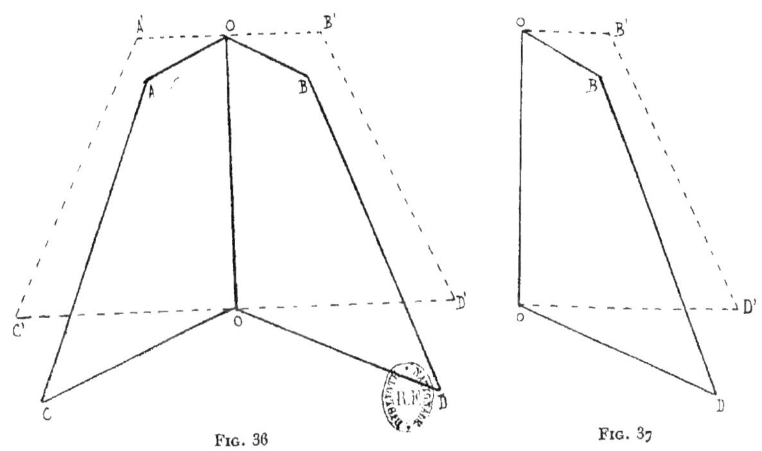

Fig. 36

Fig. 37

cique et les échanges est donc évidente chez nos malades dont les affections sont dues à des défauts de nutrition.

En plus, il ne faut pas oublier que même au point de vue du redressement de la cage thoracique, les mouvements respiratoires sont de la plus haute importance.

Le mouvement de gymnastique respiratoire aura été préparé par les mouvements qui précèdent et qui lui servent pour ainsi dire d'entraînement. On sait que les extensions et tractions des bras, par leurs liaisons musculaires avec le thorax, augmentent considérablement le diamètre thoracique, favorisent donc la capacité pulmonaire. Nous rappelons que la cage thoracique est ainsi constituée que l'élévation des côtes par les muscles respirateurs, qui sont sous la dépendance de la volonté, aidés par les mouvements d'extension des bras, augmente simultanément les diamètres antéro-postérieurs et latéraux de la poitrine.

La figure ci-contre est assez démonstrative pour que nous ne nous arrêtions pas à de longs commentaires.

Le mouvement de gymnastique respiratoire se fera de la façon suivante :

Le malade prenant l'attitude station debout, talons réunis, commencera le mouvement par une élévation du thorax, par le jeu combiné de la volonté sur les muscles élévateurs des côtes et de l'action des bras en extension horizontale sur elle. En même temps, il fera une inspiration lente et aussi profonde que possible, par le nez.

Nous disons lente, parce qu'en effet, si l'enfant aspirait brusquement, les narines se fermeraient, sous la pression atmosphérique et arrêteraient de ce fait toute entrée d'air dans les poumons.

Nous disons également, par le nez, parce que l'air passant sur la muqueuse pituitaire, largement vasculaire, se réchauffera et déposera sur l'humidité de cette muqueuse les poussières et impuretés de l'atmosphère. Ainsi inspiré, l'air arrive aux poumons chaud et filtré. L'inspiration sera aussi profonde que possible et, de cette façon, ce ne sera plus un demi-litre d'air qui viendra offrir son oxygène à la nappe sanguine (200 mq) des poumons, quantité habituelle des inspirations réflexes du courant de la vie — mais un litre ou même davantage, d'où apport double en faveur de l'hématose pulmonaire.

L'expiration se fera complète par la bouche aidée de l'action des bras revenant le long du corps selon la pesanteur et celle des muscles expirateurs qui sont encore sous la dépendance de la volonté. Elle sera faite lentement, mais ira jusqu'à la rentrée spontanée de l'air dans la poitrine, aspiration réflexe due à la différence des pressions.

Ce mouvement respiratoire, difficile à bien

exécuter, est d'une grande importance et nous exigeons qu'il soit parfaitement fait.

L'inspiration lente par le nez est d'une difficulté parfois déconcertante, mais au bout de quelques essais courageux, elle devient un véritable réflexe et l'enfant ne pourrait plus inspirer autrement.

4° **Flexion latérale du rachis** (fig. 32). — Ce mouvement sera bilatéral ou unilatéral, selon les cas.

Le malade se place encore en station debout, talons réunis, les bras en extension verticale. Cette attitude est le point de départ du mouvement.

Il commence le mouvement par une extension vigoureuse des bras en attitude verticale. Cette traction redresse les courbures dorsales et cervicales.

Ainsi « *tendu* », l'enfant se fléchit latéralement, les bras légèrement en avant et le corps dans le plan. En effet, il ne s'agit pas de s'infléchir plus ou moins en avant ou plus ou moins en arrière — le but cherché est la flexion latérale. Le meilleur moyen d'obtenir une bonne attitude dans les débuts est de placer l'enfant contre un mur en exigeant que le dos ne quitte pas cet appui. Ainsi pratiquée, cette flexion, où le segment supérieur du rachis a été immobilisé par la traction des bras, donne une flexion vraie au niveau de la compensation lombaire. C'est, en effet, la courbe qu'il est le plus difficile d'atteindre par les mouvements de gymnastique — ceux-ci devront donc être l'objet de soins plus minutieux.

Selon que la courbe compensatrice lombaire sera droite ou gauche — autrement dit, selon que les contractures musculaires seront droites ou gauches, le mouvement sera dirigé dans le but de les élonger. — Dans les cas de scoliose au début, non compensée, nous conseillons le mouvement bilatéral.

Ce mouvement de flexion demandant une tension verticale vigoureuse des muscles de tout le tronc, il est évident que l'effort sera descendu, comme nous l'avons du reste déjà indiqué dans les mouvements précédents.

5° **Détorsion de l'axe vertébral — Station debout — mains aux hanches (fig. 39). —** Si l'on se reporte à la fig. 1 qui est la photographie d'une pièce anatomique de notre collection, et à ce que nous avons dit au chapitre de l'anatomie pathologique, on verra qu'à chaque courbe pathologique du rachis correspond une torsion sur son axe vertical. On sait que la torsion se dirige toujours vers la convexité.

La correction de ces torsions se fait évidemment d'une façon mécanique, du fait du redressement des courbures. Par conséquent, tout mouvement gymnastique ayant une action de dégauchissement par tension verticale, aura, de ce fait, une action de détorsion.

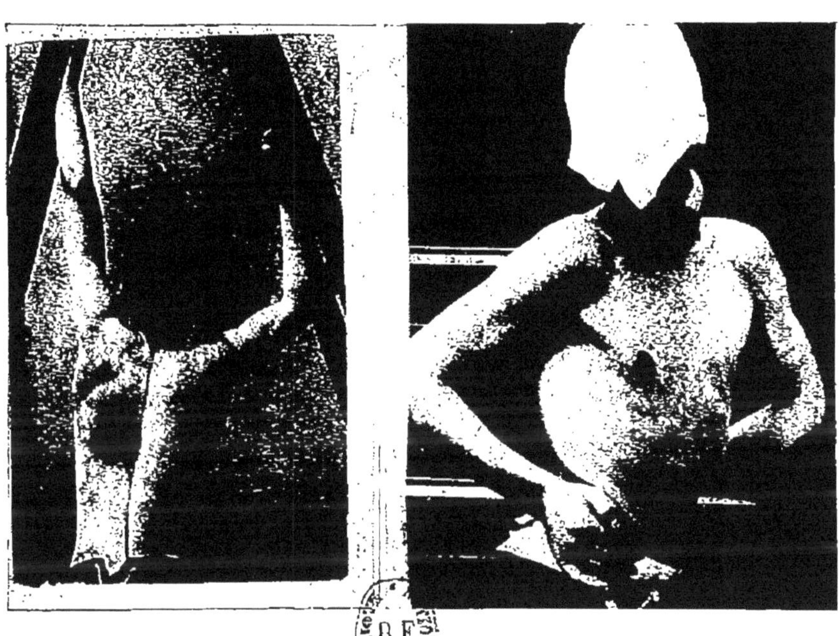

Fig. 38

Suspension à l'échelle double.

Fig. 39

Détorsion de l'axe.

Nous avons cherché un mouvement réunissant les avantages de la tension et ayant, en plus, une action directe sur les torsions du rachis — c'est celui que nous allons décrire.

L'enfant, talons réunis, coiffe les hanches de ses mains, de façon à emprisonner d'une façon parfaite son bassin. Il sera même bon de lui conseiller une pose telle qu'il vienne poser la main un peu en arrière de la partie supérieure de la crête iliaque.

Si nous regardons un squelette de bassin, vu par en haut, nous voyons que la partie supérieure de l'os coxal, appelée « crête iliaque », a la forme d'un S et que, à chaque courbe de cet S, correspond une fosse dite « fosse iliaque externe » et « fosse iliaque interne ».

L'enfant peut, en coiffant le bord supérieur des os coxaux avec les doigts, déplacer légèrement la paume des mains d'une façon telle qu'au moment où il tournera ses épaules vers la droite, ce qui tendra à entraîner le bassin du même côté, il fasse opposition d'arrière en avant, d'une part, avec la paume de la main droite calée dans la fosse iliaque externe et, d'autre part, les doigts de la main gauche repliés en crochet en avant de l'épine iliaque antérieure et supérieure de l'os coxal gauche, produise une opposition d'avant en arrière, aidant ainsi à l'autre main dans le but d'immobiliser le bassin dans un parallélisme parfait au point de repère, devant lequel l'exercice est fait.

Ce détail de la prise des mains étant donné, nous dirons que le mouvement est exécuté de la façon suivante :

L'enfant est donc en station debout, mains aux hanches, — la première phase du mouvement sera une flexion du tronc en avant progressive, de façon à ne pas fléchir la colonne vertébrale autour d'une charnière lombaire, mais au contraire de façon à ce que les segments du rachis participent les uns après les autres à cette flexion. Puis, au moment où l'enfant atteindra le maximum de sa flexion en avant, les jambes bien tendues, il dirigera ses épaules latéralement vers la droite ou vers la gauche, alternativement, et se relèvera en faisant un mouvement de bascule autour de son axe cervico-dorsal, baissant l'épaule droite (dans le mouvement droit) et relevant l'épaule gauche, ce qui donne naturellement une torsion de cet axe cervico-dorsal. De là il passera en flexion latérale rappelant le mouvement précédent et agissant alors sur la région lombaire. Il continuera ce mouvement de circumduction en passant de la flexion latérale droite à la flexion latérale gauche par l'intermédiaire d'une demi-flexion en arrière.

Arrivé en flexion latérale gauche, dans le cas que nous décrivons, il reprendra la flexion en avant, mais ce passage se fera par un nouveau mouvement de bascule de l'épaule droite, plus haut placée à ce moment que l'épaule gauche, qui reprendra une place symétrique par rapport à l'épaule droite. Le tronc revenant alors dans le plan frontal, l'enfant se relèvera lentement, progressivement, tête dernière.

On voit que par ce mouvement de détorsion, on atteint successivement tous les segments de l'axe vertébral et leurs différentes torsions. Il est d'une exécution minutieuse et sera commencé alternativement par la droite et par la gauche.

6° **Ampliation thoracique en demi-fente en avant.** — Nous avons montré, en parlant de la gymnastique respiratoire, que la capacité pulmonaire était fonction de l'ampliation thoracique et que cette gymnastique atteignait deux buts à la fois : 1° augmentation de la capacité pulmonaire et de l'hématose ; 2° action mécanique sur la cage thoracique, de là sur les courbes latérales pathologiques de la scoliose.

Ce mouvement, que nous appelons « mouvement d'ampliation thoracique », est donc, en réalité, un second mode de gymnastique respiratoire — mais d'attitude plus énergique que le premier décrit. D'autre part, il ne peut être fait que par des enfants exécutant déjà très bien celui de gymnastique respiratoire proprement dit. Il agira également sur la statique générale du corps par ses attitudes de correction du bassin.

Description du mouvement

Il est à remarquer que le mouvement d'ampliation thoracique ne peut être exécuté sans qu'il y ait ensellure lombaire. Et si cette attitude prise correctement peut ne pas être dangereuse dans le cas présent et peut même parfois présenter quelques avantages à titre d'exercice abdominal, il est bon de ne pas habituer les scoliotiques à « creuser les reins ». Ils ont tous, en effet, plus ou moins tendance à exagérer leurs courbures physiologiques, pour des raisons de dénutrition musculaire, raisons analogues à celles qui ont amené la désharmonie de leur axe vertébral dans le sens latéral. Il faut cependant chercher à augmenter l'amplitude des mouvements thoraciques avec toute l'énergie possible. Voici comment nous tournons la difficulté.

Supposons que le mouvement soit fait debout. L'enfant croisera les bras sur la poitrine, les coudes levés à la hauteur des seins — puis il dépliera et projettera les bras en avant, cherchant à les étendre à leur maximum et, peu à peu, élargissant le mouvement, il viendra en traction horizontale et latérale des bras. Concurremment, avec ce mouvement large et énergique des bras, il fera une longue et profonde inspiration, soulevant la cage thoracique par une action vigoureuse des muscles inspirateurs. Puis, la poitrine « sous pression », il conservera l'immobilité pendant un court moment, et terminera ce mouvement comme il l'eût fait pour le mouvement de gymnastique respiratoire ordinaire. Mais, ce grand mouvement de présentation et d'élargissement du thorax a obligé l'enfant à se cambrer. L'expérience que chacun peut en faire, prouve qu'il est impossible de faire autrement.

Voilà donc un mouvement respiratoire excellent, mais qui n'agit pas sur la statique générale, qui n'a développé que la partie supérieure du corps. Or, il ne faut pas s'hypnotiser sur le seul fait que nous soignons des enfants déviés et oublier que ces malades doivent trouver, dans les mouvements spécialement étudiés pour la correction de leur difformité, des exercices salutaires au reste de leur économie ! Ces malades sont des « accidentés de la nutrition générale » et leur musculature a souffert dans son ensemble général.

On peut alors utiliser ce mouvement d'ampliation, fait dans le but de corriger la dissymétrie thoracique, et le transformer en mouvement de gymnastique médicale générale. Voici le procédé :

L'enfant, faisant face au mur se place les pieds en équerre : l'un parallèle à ce repère-plan et l'autre y étant perpendiculaire, les talons joints. Il fléchit sur les jambes et avance le pied qui se trouve en avant d'une longueur (qui varie avec chaque enfant) suffisante pour supporter le poids du corps penché en avant. Cette attitude est celle de l'escrime — c'est « la garde ». Mais en escrime, tout l'art de « la garde » est de donner à l'adversaire le moins possible de surface à toucher. Aussi les combattants ne se présentent-ils jamais de face, mais de profil ; le plan de leur poitrine est perpendiculaire au mur de la salle qui est derrière l'adversaire — autrement dit étant parallèles aux murs latéraux de la salle d'armes, supposée carrée, ils travaillent de côté.

Chez le scoliotique, cette attitude serait détestable. Il ne faut pas qu'il soit « hanché » ni que son bassin s'incline latéralement. La preuve en est dans le grand nombre de scolioses que crée l'escrime, mal professée. (Voir escrime.)

Après avoir pris la garde, l'enfant écartera le pied vers l'extérieur d'une distance un peu supérieure à la largeur de son bassin, puis il fera face au mur devant lequel il est placé. Il s'assurera du parallélisme parfait de son bassin par rapport au plan-repère, s'assurera également que les hanches sont sur la même ligne et portant le poids du corps en avant, prenant l'attitude de la « fente », la jambe arrière bien tendue, il fera son mouvement d'ampliation thoracique, avec respiration, absolument comme dans le cas où ce mouvement serait fait en station debout. Il sera fléchi en avant d'une façon telle : 1° que la perpendiculaire abaissée de son menton au sol, ne tombe pas sur le genou de la jambe avant,

Fig. 40.

GRAPHIQUE D'UNE DÉVIATION DORSALE GAUCHE.

Fig. 41.

FLEXION LATÉRALE PASSIVE AVEC APPUI SUR LA BÔME

Correction de la courbe.

Fig. 42.

FLEXION LATÉRALE PASSIVE SUR LE PLINT

A remarquer, comme pour la figure 41, *l'action* et *l'opposition* des différentes mains.

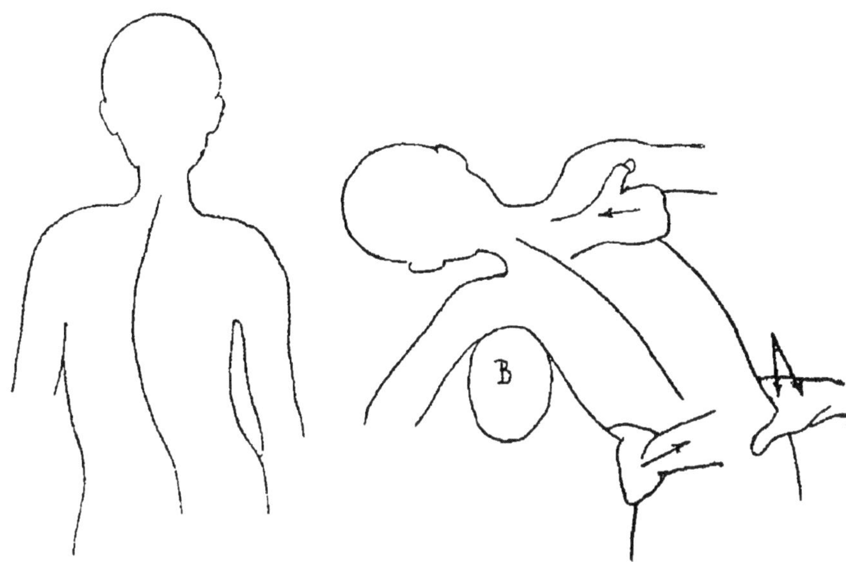

Fig. 40

Fig. 41

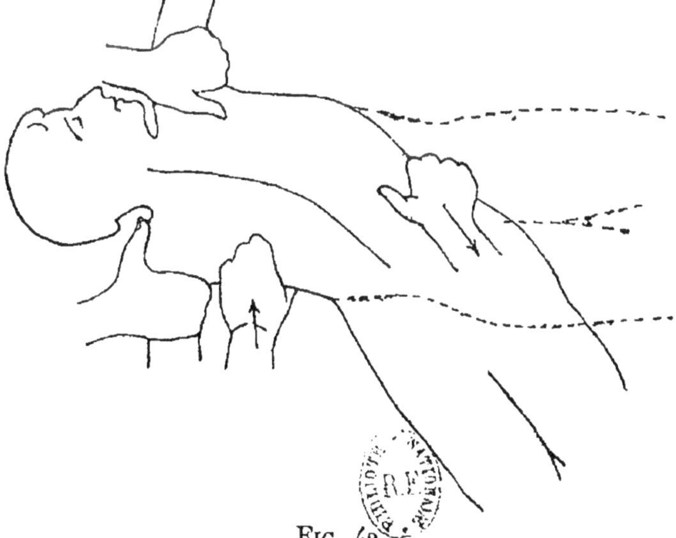

Fig. 42

mais bien sur le prolongement d'une ligne qui serait tracée à égale distance de ses deux talons ; 2° que la nuque, les épaules, la région lombaire et le membre inférieur arrière soient sur une même ligne droite inclinée à 45 degrés environ.

Le mouvement d'ampliation est terminé, mais il s'agit maintenant de revenir à la position de départ sans donner de secousse brutale à toute la charpente tendue énergiquement par les efforts musculaires du mouvement.

L'ampliation thoracique, proprement dite, étant accomplie complètement sur le temps d'inspiration, l'enfant se relève sur le temps d'arrêt (étant encore en tension thoracique), en « rassemblant » en avant ou par toute autre attitude qui n'a ici aucune importance. Revenu en station debout, le malade descendra doucement ses efforts en faisant l'expiration.

Il va sans dire que le mouvement sera exécuté tantôt sur la jambe droite, tantôt sur la jambe gauche.

En résumé, ce mouvement agit comme gymnastique respiratoire, comme redressement du déséquilibre thoracique et comme tenseur de tous les muscles du dos et des membres inférieurs.

7° Flexion latérale passive à la bôme avec immobilisation du bassin, station verticale (fig. 40 et 41). — Ce mouvement passif nécessite l'assistance d'un tiers. Nous prions le lecteur de suivre sa description sur la figure 41.

Cette figure montre comment une déviation dorsale gauche (fig. 40), compensée lombaire droite, doit être redressée.

Le malade se présente debout, latéralement à la bôme B (sorte de barre rembourrée et à hauteur variable destinée à limiter un angle de flexion). Il passe le bras de l'autre côté de cet appui, lequel sera placé un peu au-dessus du point summum de la convexité dorsale. Le médecin plaçant la main sous l'aisselle opposée du malade, *cale* son avant-bras et son coude sur la bôme de façon à ne pas dévier au moment d'exercer sa traction et attire lentement et progressivement le malade à lui. Il le fera d'une façon telle que la correction se produise bien en *flexion latérale absolue* et non dans une attitude plus ou moins bâtarde entre la flexion en avant ou la flexion en arrière, ce qui pourrait être dangereux. La bôme faisant arrêt, l'angle de flexion sera limité au point voulu et la colonne vertébrale infléchie à gauche décrira un angle de flexion à concavité gauche. Mais si ce mouvement était exécuté de cette seule manière, nous comprenons de suite que la courbe de compensation lombaire gauche participerait à la flexion latérale gauche et serait, de ce fait, favorisée. Il faut donc que, d'une part, la bôme soit bien placée par rapport à la courbe dorsale et que, d'autre part, un aide plaçant les mains sur les hanches exerce une traction énergique et opposée à celle du médecin actif. De cette façon, la région lombaire ne peut pas participer à l'action de la flexion à la bôme.

8° **Flexion latérale passive sur le plint.** — **Station faciale** (fig. 42). — Le malade est couché en station faciale sur le plint suédois ou sur toute autre table. Le médecin se place de côté, à hauteur du bassin du malade, met le pied droit sur un tabouret de façon à pouvoir supporter les jambes du malade sur sa cuisse faisant usage d'appui. Puis, il place les mains de la façon suivante : l'une contre le thorax à hauteur de la convexité scoliotique et l'autre « accrochant » l'épine iliaque supérieure et antérieure. Il fait alors décrire un mouvement de flexion à tout le segment inférieur du corps, limitant de sa main gauche l'angle de flexion à la région malade (fig. 42).

L'aide maintient les épaules et fait résistance à l'effort du médecin, ayant rôle actif. De cette façon, les angles de flexion sont parfaitement limités.

9° **Gymnastique abdominale.** — Deux mouvements sont particulièrement à recommander au titre « gymnastique abdominale ». Ils sont très connus mais souvent mal faits. Nous croyons donc utile d'en donner ici une description correcte.

On peut exécuter ces mouvements de plusieurs façons, mais voici le mode qui nous a paru le plus simple et en même temps le plus exact.

A. *Elévation des membres inférieurs sur le tronc, en décubitus dorsal.* — L'enfant couché sur le dos, place les mains à la nuque. Puis, doucement, sans à-coups, soulève les membres inférieurs et les amène à 90°. Cette élévation sera faite sur le premier temps du mouvement respiratoire (inspiration). Après une seconde ou deux de repos, les jambes seront descendues doucement, avec des pauses à 45° et 3o°. Revenu au point de départ, l'enfant terminera son mouvement respiratoire (expiration).

Mais au début, le jeune scoliotique ne pourra pas exécuter ce mouvement sans un appui. Il pourra alors demander à un assistant de lui maintenir les épaules ou à défaut d'aide, il pourra, étant couché sur le sol, engager les mains sous un meuble, ce qui, immobilisant la partie supérieure du tronc, par l'intermédiaire des bras, lui donnera un excellent point d'appui.

B. *Élévation du tronc sur les membres inférieurs (décubitus dorsal.)* — Ce mouvement sera encore exécuté avec un acte respiratoire.

Étant étendu sur le dos, l'enfant s'immobilisera les jambes soit par un aide, soit en les engageant sous un meuble, et relèvera le tronc, en inspiration, lentement.

Il sera bon d'assurer la bonne tenue de la cage thoracique, par l'attitude « mains à la nuque ». Le temps d'arrêt se fera au moment de la station assis et la descente du mouvement, le tronc étant maintenu par l'action des muscles de la paroi abdominale, se fera progressivement avec des arrêts à 45° et 30°, si possible. Arrivé en décubitus, le malade terminera son mouvement de respiration (expiration).

Cette gymnastique abdominale a les plus heureux effets sur le redressement de la courbe lombaire. De plus, elle agit sur les fonctions intestinales en les régularisant. On sait, en effet, le rôle considérable que jouent les muscles de la sangle abdominale au point de vue du travail de l'intestin. Et nous ne devons pas perdre de vue que nos malades sont aussi des déviés de la nutrition et de l'assimilation !

10° **Suspension à l'échelle orthopédique ou à l'espalier simple.** — Ce mouvement gymnastique consiste en une suspension par les mains à une échelle plane appelée communément « espalier » (fig. 38).

Le malade se maintient par les bras — autrement dit par ses muscles cervicaux, dorsaux et lombaires, le poids du corps en attitude verticale suspendue.

Ce travail passif de redressement est proportionné à la résistance et à la réaction musculaire de l'individu, puisque le poids faisant effort est celui de son propre corps.

On peut rendre cette action plus active en faisant suspendre l'enfant à bras inégaux (fig. 38).

Nous voulons dire par là que dans le cas d'une scoliose dorsale droite, par exemple, le bras gauche correspondant à la concavité dorsale, donc à l'omoplate la plus basse, prendra un échelon plus élevé que celui où viendra se placer la main droite. De cette façon, le groupe musculaire contracté sera « élongé » et cela sans brutalité.

Nous attachons une grande importance à ce mouvement gymnastique.

L'appareil de suspension n'est pas indifférent.

Pour quelques malades, atteints de cyphoscoliose, l'espalier plan à barres de bois flexible, à section ovoïde, ne suffit pas — pour eux l'échelle orthopédique est préférable.

Mais l'échelle orthopédique classique ne réalise pas le modèle rêvé ! En effet, le rembourrage qui supporte tout le corps dans sa longueur n'agit pas suffisamment sur la courbe cyphotique. Nous préférons à cette échelle une simple planchette rembourrée et dure, de 3o centimètres de long sur 15 de large, qui s'accroche à l'un quelconque des barreaux de l'espalier suédois ; elle repousse beaucoup mieux la courbe antéro-postérieure, en ne lui étant tangente qu'en un point. Le reste du corps, non soutenu par ce long coussin, tombe selon les lois de la pesanteur et facilite la répulsion, au niveau de l'angle de flexion cyphotique.

MASSAGES ET ELECTRISATION

Le massage et l'électrisation sont de précieux auxiliaires du traitement, mais ils ne sont pas indispensables. Nous voulons dire par là que dans les cas, malheureusement fréquents, où le médecin est limité dans la durée du traitement journalier, il vaudra mieux supprimer ces deux derniers modes d'action que d'écourter les séances de mouvements ou de mécanothérapie.

Nous savons que dans la scoliose nous avons un groupe musculaire contracté et un autre groupe symétrique élongé, affaibli.

Le massage vibratoire, pratiqué avec l'appareil de Liedbeck, ou l'un de ses semblables, construit d'après les mêmes principes, sera d'un grand secours pour réduire les contractures, tandis que le massage manuel avec ses différents temps : effleurage, pétrissage et tapotement, et pratiqué par des mains expertes, agira efficacement sur la nutrition des muscles affaiblis.

L'électrisation que nous recommandons sera celle que donne le courant faradique ondulé. Les appareils Turchini-Zimmern (1) sont excellents dans ce cas; ils donnent un travail musculaire physiologique parfait, le temps d'excitation du muscle étant égal au temps de repos. Nous avons toujours obtenu de bons résultats avec ce mode

____

(1) G. GAIFFE, constructeur. Paris.

de courant, très supérieur au courant faradique ordinaire qui excite brutalement le muscle, le tétanise et le fatigue de plus en plus.

Quant au courant galvanique simple, il est évidemment bon au point de vue nutrition générale du muscle, mais nous lui préférons le courant ondulé qui joint à ses avantages une sorte de gymnastique rythmée.

Nous n'avons pas à dire que ce seront les muscles élongés, affaiblis, qui seront tributaires de cette électrisation.

PLAN INCLINÉ

Nous avons vu jusqu'à présent que les malades atteints de scoliose grave devaient suivre un traitement de cinq à six heures par jour. Nous avons vu aussi que ces enfants passaient successivement des mouvements à la mécanothérapie, au massage, à l'électrisation. Mais comment donc sont employés, dans ce « modus vivendi », les temps de repos ?

Les repos se prennent sur des plans inclinés. Il est aisé de comprendre, en effet, que, tous nos efforts convergeant vers l'action musculaire, qui corrige les courbes pathologiques, ce serait être inconséquent avec soi-même que de les abandonner entre temps. Or, il ne faut, à aucun prix, que les enfants *se tassent;* les repos sur des chaises ou des fauteuils sont par conséquent à bannir. Ils s'étendront, au contraire, maintenus en légère suspension par une mentonnière, sur des plans inclinés à trente degrés, sans appui pour les pieds, naturellement.

Sur ces appareils, les enfants lisent, travaillent. brodent... ou bavardent entre eux. Ce repos n'est plus alors du temps perdu, puisque la colonne déviée est constamment sollicitée en tension longitudinale.

Quelques auteurs ont préconisé la traction par des poids aux pieds pendant cette période de repos. Nous ne la conseillons pas. Il ne faut pas vouloir demander trop à la musculature du scoliotique sous peine de la voir s'étirer sans réaction. C'est en petit le principe des redressements forcés que l'expérience a fait abandonner d'une façon absolue.

CHAPITRE III

I. — APPAREILS DE MESURE

Scoliographe automatique du Dr G. Bidou,
Cyphocostomètre du Dr G. Bidou.

Le traitement de la scoliose serait incomplet si le médecin et les parents n'avaient pas à leur disposition des moyens de contrôle d'une précision objective absolue.

Evidemment le médecin qui surveille chaque jour la marche du traitement peut, sans autre repère que sa mémoire visuelle, suivre d'une façon suffisante l'évolution d'une scoliose. Mais, il est des cas de déviations légères où les enfants scoliotiques ne font que de courts séjours dans des Instituts spéciaux pour y apprendre les mouvements, les plus appropriés à leur déviation, qu'ils exécutent par la suite sous la surveillance de leurs parents. Le médecin perd ces malades de vue, souvent pendant des mois. Il est donc d'un grand secours pour lui, de soulager sa mémoire par des graphiques ou par des mesures instrumentales précises qui figureront dans leur dossier.

Les thoracographes, scoliographes, voussomètres... sont déjà nombreux. Il en est de fort ingénieux et de construction agréable. Mais les plus parfaits sont d'un maniement difficile et c'est pourquoi nous avons essayé de remédier à ces difficultés en construisant nous-même un scoliographe qui, tout en donnant les mêmes graphiques que ceux obtenus par les appareils similaires, les inscrit automatiquement.

Nous avons inventé, dans ce but, deux appareils dits :

1° Scoliographe automatique (brev. s. g. d. g.).

2° Cyphocostomètre.

Scoliographe automatique du docteur Bidou (*breveté s. g. d. g.*) (fig. 43). — Cet appareil enregistreur est animé par un moteur électrique. Il permet l'obtention de graphiques dans trois plans orthogonaux :

1° des graphiques dans le plan frontal représentant la silhouette du scoliotique avec le tracé des apophyses épineuses, pointées à l'avance au crayon dermographique ainsi que celui des omoplates et celui de la ligne bi-iliaque.

2° des graphiques horizontaux enregistrant la voussure costale.

3° des graphiques de profil, indicateurs de l'ensellure lombaire.

Description. — L'appareil se compose d'un socle de fonte ajouré, fermé complètement sur ses quatre faces latérales par des tôles perforées qui dissimulent le mécanisme et le protègent des heurts. Sur la face inférieure du socle est fixé le moteur dont l'axe horizontal se termine par une vis sans fin qui engrène avec une roue dentée, laquelle communique son mouvement à un pignon en relation avec la crémaillère.

Pratiquement on choisit le rayon de ce pignon tel, que la vis puisse accomplir toute sa course (soit 80 centimètres) en 16 à 20 secondes. Cette crémaillère se dissimule au-dessus du bâti dans une colonne-support. Une autre tige d'acier parallèle forme colonne-guide — un sommier les relie à leur partie supérieure.

La crémaillère, ou vis sans fin, procure un mouvement vertical d'ascension ou de descente à un châssis maintenu rigide par les tirants. Dans cette crémaillère se meut la tige du crayon enregistreur et le porte-index. Si nous supposons que le moteur tourne dans le sens des aiguilles d'une montre, le châssis montera et si le moteur tourne dans le sens contraire, il descendra. Un disjoncteur automatique arrête le moteur aux deux fins de course : montée et descente, dans le cas où l'opérateur ne couperait pas le mouvement par oubli.

Tout l'appareillage ascensionnel est commandé par un inverseur du courant (duquel est solidaire le disjoncteur) qui se compose d'une fourchette rendue mobile par une pédale commandée au pied. Cette fourchette comporte deux ou trois contacts mobiles à volonté sur les plots du secteur. D'où il résulte que, suivant que l'opérateur appuie ou soulève la pédale à deux mors, entre lesquels il a engagé le pied, le moteur tourne dans un sens ou dans l'autre, le courant lui étant envoyé en sens direct ou en sens opposé. La partie du scoliographe qui se déplace est équilibrée, de façon à ce que le moteur ne soit pas entraîné dans le mouvement de descente et que les deux sens d'action soient de durée égale et instantanément reversibles sans à-coups.

De cette façon l'opérateur, conservant l'usage de ses deux mains, peut suivre d'une façon beaucoup plus précise les contours du corps. Le va-et-vient ascensionnel, d'une grande souplesse, lui permet également de reprendre, en un point donné, un graphique erroné.

Entre les branches horizontales du châssis coulisse un chariot formé par deux montants verticaux, reliés entre eux par une tige rigide et rigoureusement parallèle aux branches horizontales du châssis. Les montants portent, respectivement, un index ou un galet et le crayon enregisteur.

La moitié droite du châssis correspond à l'emplacement du malade et la partie gauche à un tableau sur lequel est fixée la feuille de papier qui enregistrera la déviation.

Le tableau sert pour le tracé des graphiques dans le plan frontal du scoliotique et des graphiques de profil.

Une tablette horizontale, sur laquelle est fixée une feuille de papier, est solidaire du châssis — ce tableau sert pour le tracé graphique horizontal enregistrant la voussure costale.

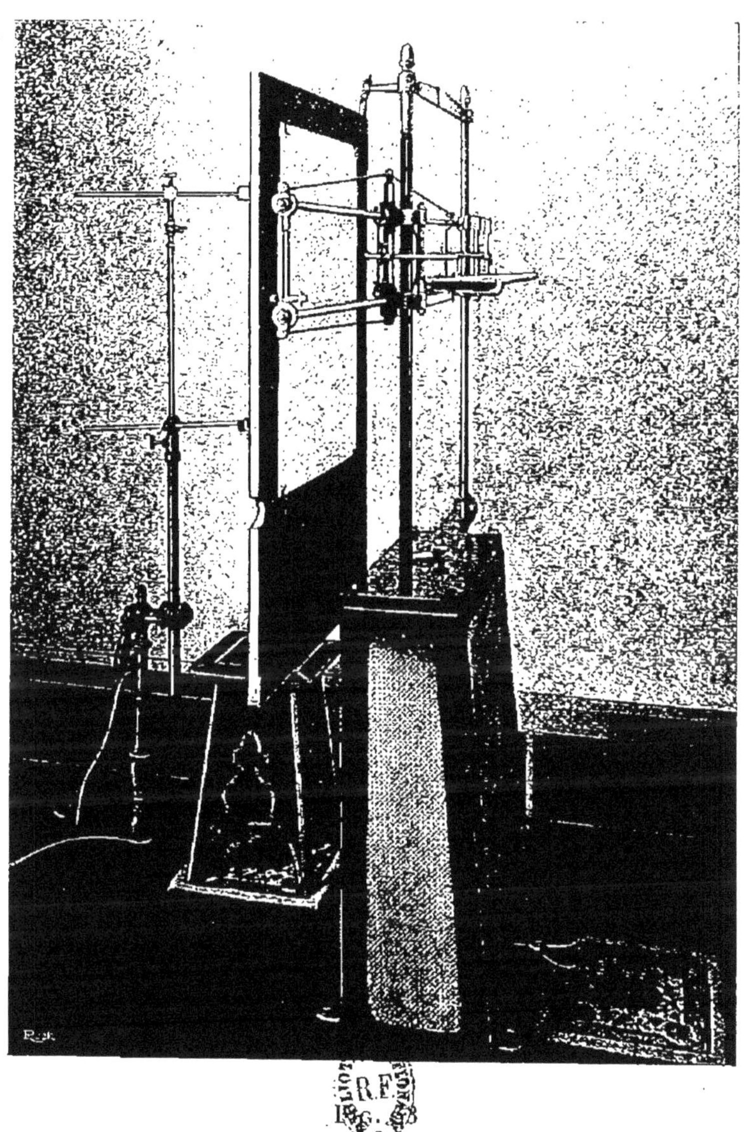

Scoliographe automatique du Docteur G. Bidou.

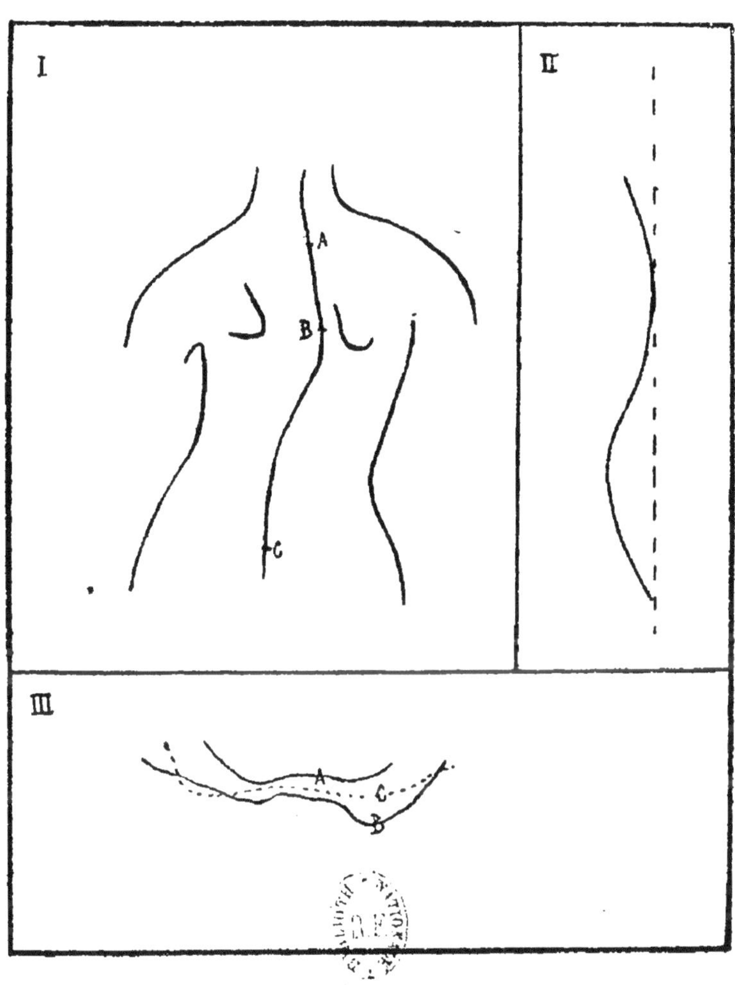

FIG. 44

I. Plan frontal. — II. Plan profil. — III. Coupes.
Graphiques obtenus avec le *Scoliographe Bidou*.

PRISE DES GRAPHIQUES

a) **Graphiques dans le plan frontal.** — Représentant la silhouette des formes du scoliotique avec le tracé de la succession des apophyses épineuses — pointées à l'avance au crayon dermographique — ainsi que celui des omoplates et de la ligne des hanches.

Pour obtenir ce graphique, le malade se place devant la moitié gauche du châssis, le dos tourné à l'appareil de manière à ce que l'index de droite puisse suivre constamment les contours et les courbes de la déviation à enregistrer. On actionne alors le moteur par la pédale. Pendant le mouvement de montée ou de descente du châssis, l'index épousera toutes les courbes et toutes les sinuosités reproduites fidèlement sur la feuille par le crayon parallèle à l'index.

b) **Graphique de la voussure costale,** — destiné à figurer la torsion pathologique des vertèbres.

Pour obtenir ce graphique, le malade conserve toujours la même position, c'est-à-dire le dos tourné à l'appareil. L'index déjà indiqué, est remplacé, comme il a été dit plus haut, par un

---

(1) Il est indispensable, naturellement, d'immobiliser le scoliotique de façon à ce que les graphiques soient réellement précis.

Nous avons installé une sorte de support supportant des arcs métalliques à hauteur variable servant d'appui au malade.

petit instrument portant à l'extrémité, qui touche le malade, un petit galet caoutchouté horizontal et à l'autre extrémité un crayon perpendiculaire au plan de ce galet qu'un petit ressort pousse constamment à épouser les moindres formes du corps. Le châssis étant au repos, on déplace le cadre pour amener le galet, au point de départ, par exemple, au niveau du côté gauche du malade. Le crayon de gauche marquera à titre de références, sur la feuille verticale les niveaux 1, 2, 3 des graphiques de coupe horizontale qui vont être pris. Puis on pousse progressivement du flanc gauche du malade au flanc droit, la barre horizontale qui relie les montants porte-index et porte-crayon. Le galet, suivant les moindres sinuosités du corps, les transmettra au crayon qui les enregistrera à son tour sur la feuille de la tablette horizontale.

c) **Graphique de profil,** indicateur de l'ensellure lombaire. — Pour obtenir ces graphiques, le malade exécute un quart de tour sur lui-même, de façon à se présenter parfaitement de profil à l'appareil. L'index est alors remplacé par une tige portant à l'extrémité, qui touche le malade, un petit galet caoutchouté parallèle au plan frontal de l'appareil, par conséquent perpendiculaire à la tige. Les deux extrémités du châssis sont munies de petites poulies sur la gorge desquelles passe un petit câble fin attaché, d'une part, à l'index et de l'autre à un contrepoids qui

Fig. 45.

Cyphocostomètre du Docteur G. Bidou

Fig. 46.

Utilisation du Cyphocostomètre

Mesure de la voussure costale, fonction de la torsion pathologique des vertèbres.

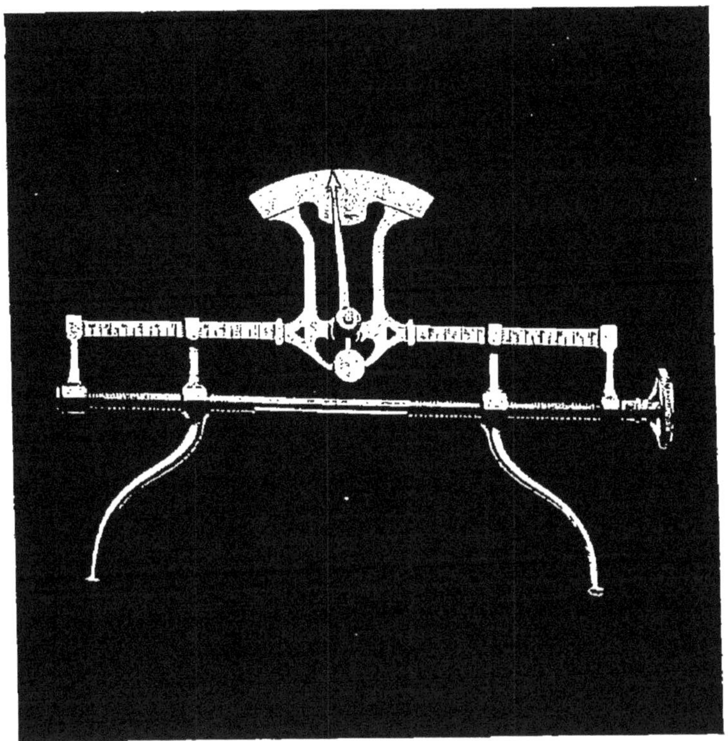

Fig. 45

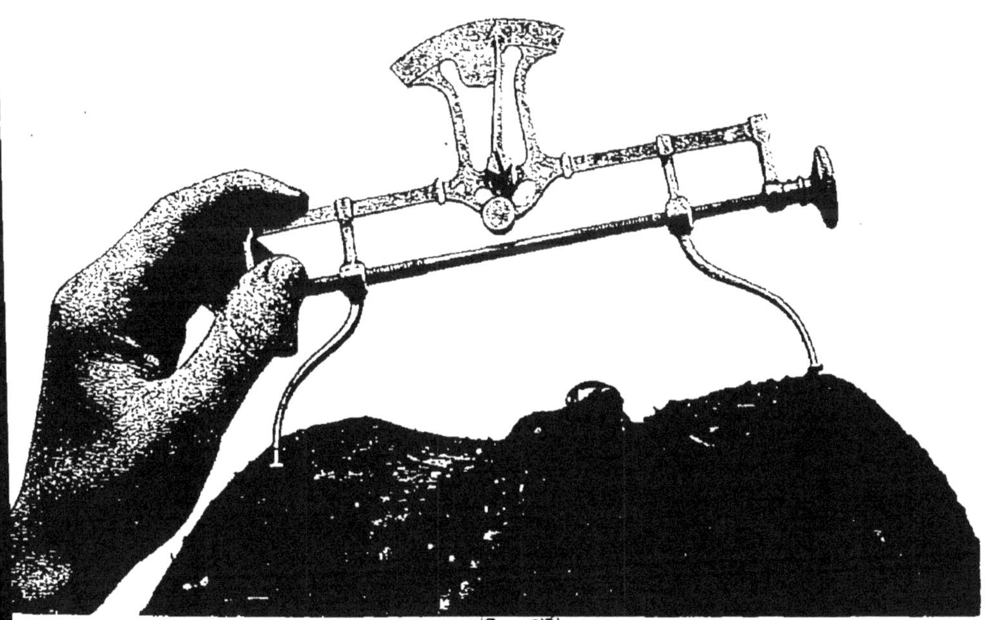

Fig. 46

sollicite le galet frontal à adhérer constamment au corps du malade.

Le châssis est monté au niveau de la région cervicale du malade et le galet frontal, amené au contact du corps. On actionne alors le moteur pour faire descendre le châssis. Pendant ce mouvement de descente, le galet frontal, en roulant doucement le long du corps du malade, en épouse constamment et rigoureusement les formes, grâce à la traction légère exercée par le contrepoids ; et le crayon reproduit fidèlement le diagramme sur la feuille de gauche.

L'automatisme des mouvements peut seul rendre pratique un scoliographe. Il supprime l'éducation spéciale et inabordable pour beaucoup que nécessite le maniement des scoliographes de précision. La douceur et la régularité absolue des mouvements, que nulle main humaine ne pourrait égaler, font de l'automatisme une nécessité qui nous a amené à construire cet appareil.

Cyphocostomètre du Dr Bidou (fig. 46-47). —Cet instrument peut, dans certains cas, suppléer à l'absence d'un scoliographe, en ce sens que la voussure costale est fonction de la déviation et que, à chacune des courbes pathologiques du rachis, correspond, comme nous le savons, un mouvement de torsion du segment dévié.

On peut donc suivre la marche des déviations par les modifications qui surviennent dans les mesures des voussures.

Il est vrai qu'il n'est pas possible d'établir des tables de rapport, car il n'y a pas de relations constantes entre les mesures des courbes et celles des voussures — mais, malgré tout, la succession des mesures au cyphocostomètre constituera une indication individuelle constante utile au médecin traitant.

Les voussomètres existants sont, jusqu'ici, tous à glissement latéral des branches du compas — le glissement doit être très doux et fonctionner « gaiement » pour qu'il soit possible de le manier avec précision; mais cette qualité porte en elle-même son défaut qui est de se déplacer trop facilement au moment de la mesure.

Notre cyphocostomètre remédie à cet inconvénient. Il est construit en laiton et se compose d'une vis à double pas actionnée en ses deux sens par un seul bouton molleté. Cette vis fait progresser deux branches qui, en s'écartant ou se rapprochant l'une de l'autre, prennent, sur la cage thoracique du malade, le repère de mesure que désire le médecin. Ces deux branches se meuvent le long d'une règle graduée de sorte que pour le même malade on pourra retrouver la même mesure, au même endroit, en des espaces de temps différents. C'est la seule façon d'avoir une échelle exacte et utile à la marche du traitement. Une aiguille mobile sur un couteau d'acier indique sur un cadran gradué la mesure de la voussure. Cette aiguille, équilibrée par un poids à sa base, est toujours verticale. Le compas formé par les deux branches sera seul à se mouvoir et à changer son horizontalité selon les voussures.

De cette façon pas de secousses au moment de la mesure, car le mouvement de la vis est imperceptible. Les secousses et l'absence des points de repère sont les défauts couramment reprochés aux voussomètres. Nous pensons les avoir évités dans la construction de notre cyphocostomètre.

Il suffira donc au médecin de noter les mesures qu'il prendra de temps à autre avec le cyphocostomètre pour établir une courbe exacte lui indiquant la marche de son traitement, au point de vue spécial de la torsion des vertèbres.

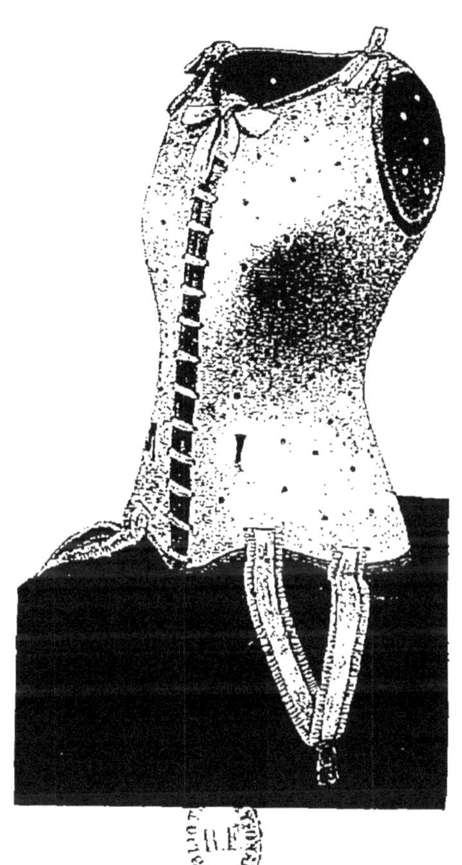

CHAPITRE IV

LES APPAREILS
DE PROTHÉSE ORTHOPÉDIQUE

Les différentes matières utilisées en prothèse.
Le celluloïde.
Le moulage. — Comment doit-on prendre un moulage ?

Nous avons vu jusqu'ici ce qu'était la scoliose,
son traitement général, son traitement particulier
et la façon de suivre la marche du traitement —
mais, la scoliose, comme toute maladie, a sa
convalescence. Il ne faut pas abandonner du jour
au lendemain un scoliotique redressé ou amélioré.
Il faut le suivre, donner à ses muscles et à ses os
de régénération nouvelle un soutien qui leur permettra de continuer leur croissance, sans fournir au commencement de leur vie les efforts que
l'on aura le droit d'exiger d'eux à l'âge adulte.

Ce soutien, ce tuteur se nomme « le corset ».

Un bon corset orthopédique est chose rare —
d'autant plus, que les médecins ont considéré
jusqu'ici qu'il était peu de leur dignité de s'occu-
per de cette confection de corsets ! Et, cependant,
il n'y a pas plus d'orthopédie que d'art dentaire
sans prothèse. Maintes fois le praticien s'est
contenté d'ordonner un corset sans se soucier de la
façon dont il sera construit. C'est une grosse
erreur dont nous revenons aujourd'hui, car tous

ceux qui s'occupent vraiment d'orthopédie, ont leur atelier petit ou grand où l'on fabrique, sous leur direction, les appareils destinés à leur clientèle.

Il n'y a pas, en orthopédie, une matière première unique — il en existe plusieurs et l'on ne doit pas les utiliser indifféremment. Nous ne parlerons ici que du cuir et du celluloïde, car l'aluminium et le feutre poro-plastique ne sont pas utilisables sous forme de corsets, pour la scoliose.

Certains auteurs ont voulu faire des plâtrés amovibles. Ces essais ne sont pas encourageants, car les appareils restent lourds et fragiles. Il faut conserver au plâtre son rôle d'immobilisateur idéal, mais ne pas vouloir lui donner d'autre destinée.

Nous éliminerons de suite le cuir.

Les appareils en cuir moulé se font, en effet, de la façon suivante : un morceau de cuir, d'épaisseur convenable, taillé suivant un patron, est trempé dans de l'eau tiède, puis fixé sur le moulage, positif, en plâtre représentant le corps du malade. Il est modelé plus ou moins bien à l'aide de spatules. Quand ce cuir a épousé les formes du moulage, il y reste fixé par des pointes jusqu'à dessiccation. Une fois sec, l'appareil obtenu peut perdre sa forme par la chaleur et l'humidité, par un processus quelconque, analogue à celui qui a été utilisé pour le modeler sur le buste de

Fig. 47, 48, 49, 50.

QUATRE PHASES DE LA CONFECTION
D'UN CORSET ORTHOPÉDIQUE EN CELLULOÏDE

1. Moulage négatif.
2. Moulage positif.
3. Le celluloïde essayé, les corrections à faire sont marquées au crayon.
4. Un corset-cuirasse terminé.

FIG. 47

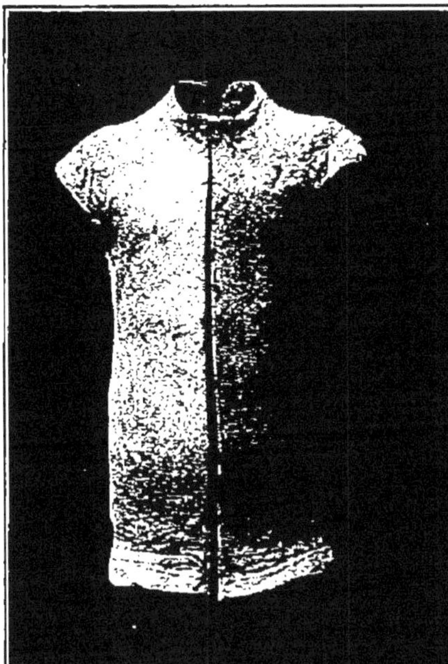

FIG. 48

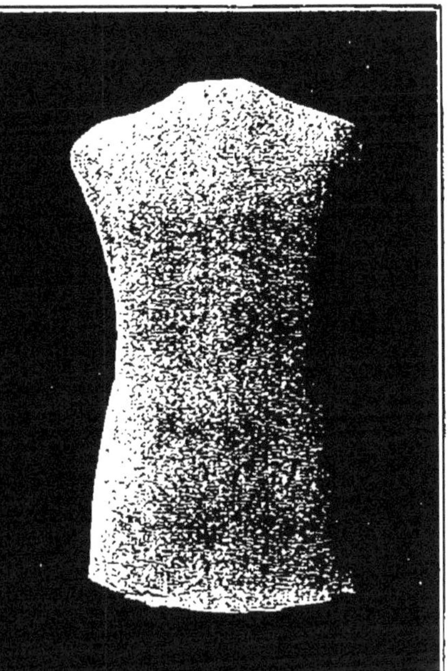

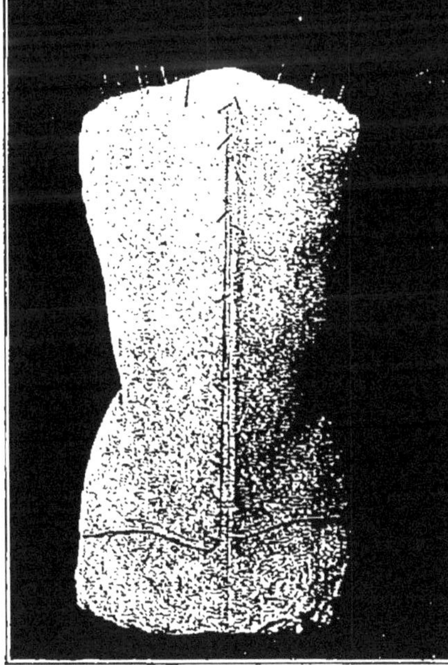

FIG. 49

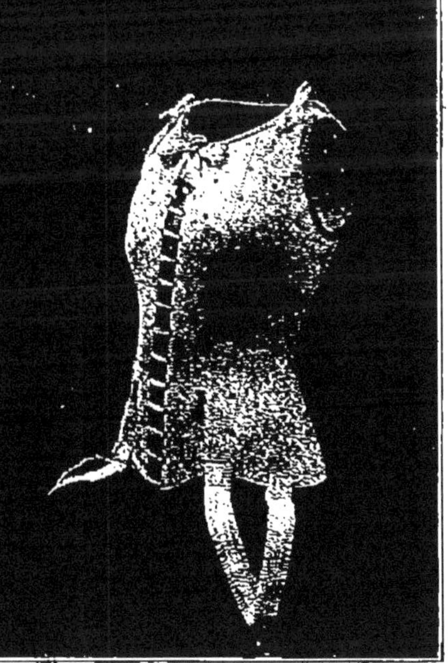

FIG. 50

plâtre. On comprend dès lors que si l'appareil était porté, tel quel, il se déformerait sous l'influence de la chaleur et de l'humidité du corps ! Pour éviter cet inconvénient, ces appareils sont alors bardés de ferrures lourdes et résistantes que d'habiles chanfreins tendent à faire paraître moins épaisses. Le cuir ne sert plus à rien dans ces conditions, sinon à maintenir les ferrures entre elles. Il est donc plus sincère de remplacer ce cuir lourd et chaud par du coutil — et l'on revient alors à l'appareil dit « corset de fer »

Donc, le cuir moulé avec ses ferrures et ses béquillons n'est pas à utiliser.

Que reste-t-il ? Le *celluloïde*.

Le celluloïde est vraiment la substance de choix et jusqu'à présent on n'a rien trouvé de mieux.

Comment se fait un corset en celluloïde ?

Le plus difficile est d'avoir un bon moulage. Le lecteur nous permettra donc de donner ici quelques conseils pratiques sur la façon de faire un bon moulage, car, si tout médecin ne peut pas faire ses appareils lui-même, il faut tout au moins qu'il puisse envoyer à l'orthopédiste une bonne empreinte.

Le moulage doit toujours être pris sur la peau. Il sera pris, tel que devra être confectionné l'appareil définitif, c'est-à-dire en correction ou, même parfois, en hypercorrection. On prendra du plâtre de mouleur appelé généralement « plâtre de Paris », à grain très fin et de prise rapide. Nous n'insisterons pas sur les qualités de siccité et autres que doit présenter cette matière.

Sauf exception, nous ne conseillerons pas la prise « en plein ». Cette façon de mouler est difficile à bien réussir et quand la partie à mouler n'est pas de « dépouille », le moulage est fatalement morcelé et abîmé.

Le moulage sera donc fait comme le serait un appareil plâtré ordinaire avec des bandes et des attelles plâtrées. Les pressions, le modelage de certains contours, seront faits au moment précis où le plâtre est sur le point de sécher. Quand l'appareil sera sec, il sera coupé avec un couteau bien tranchant ou un bistouri, au-dessus d'une bande de zinc que l'on aura interposée entre la peau et la première couche du moulage (fig. 51).

Le plâtre, une fois coupé devant et derrière, se retire en deux coques qui, rapprochées et maintenues, serviront à obtenir le moulage positif. Ce dernier s'établit en coulant de la bouillie plâtrée, fluide, dans le moulage négatif dont les parois intérieures auront été préalablement graissées. Le plâtre sec, les coques du moulage négatif se détachent facilement et l'on obtient un moulage représentant d'une façon parfaite le corps du malade.

Sur ce moulage positif parfaitement poli et rectifié, si besoin est, on étend des couches alternatives de mousseline et de colle de celluloïde,

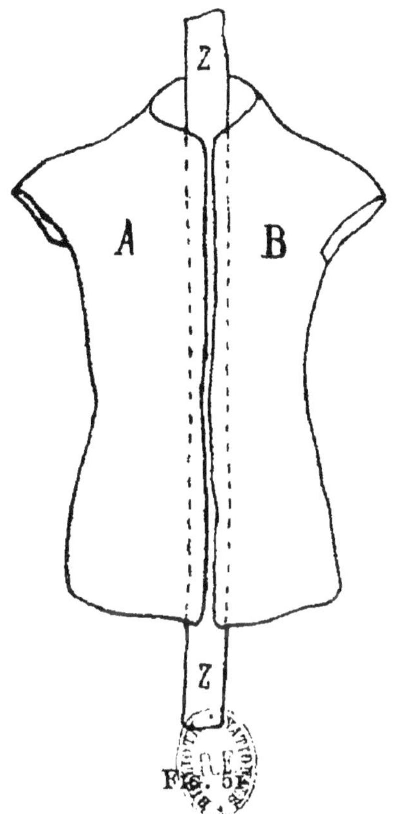

FIG. 5.

On prend le moulage sur la peau, vaselinée. Une bande
de zinc, est placée avant la pose de la première attelle
plâtrée, et c'est au-dessus de cette bande, que sera faite
la section.

faite de déchets de celluloïde dissous dans l'acétone. Le nombre des épaisseurs variera entre 15 et 20. Quand tout sera sec, on le polira avec un tampon de gaz imbibé d'acétone.

Quinze à dix-huit jours, environ, sont indispensables à la dessiccation complète de ces couches superposées.

L'appareil est alors enlevé du moulage, essayé et donné au garnisseur qui le double de peau chamoisée. Il sera perforé de nombreux trous, de façon à faciliter la respiration cutanée.

Ainsi construit, le corset en celluloïde est parfaitement rigide et solide. Il sera très léger, (900 grammes environ pour une cuirasse d'adulte). On fera donc des corsets-cuirasses pour scolioses sans armatures ni béquillons — les points d'appui seront ceux que le médecin mouleur aura voulus, c'est-à-dire les hanches, le dos et les épaules. La poitrine sera libre sous la carapace de celluloïde qui sera maintenue sur les hanches par la traction des jarretelles.

Les bords du corset se toucheront, les lacets étant parfaitement serrés. Cette indication n'est pas sans importance, car on comprendra que pour éviter le mouvement de cisaillement des deux parties, droite et gauche, du corset, il ne faut ni hiatus par devant, ni bande caoutchoutée, etc... L'appareil, bien calé sur les hanches, bien pris à la taille, maintient admirablement l'enfant et peut, par exception dans certains cas, ne pas avoir un simple rôle de tuteur, mais de correcteur léger.

Toute scoliose dont le traitement aura été long, où la musculature aura demandé de grands efforts, où une nutrition nouvelle sera entrée en jeu, devra voir terminer sa cure par le port d'un corset en celluloïde.

Le corset de coutil. — Nous terminerons cette question du corset de convalescence par un mot sur le corset en coutil.

Lorsqu'un enfant a supporté, pendant un an, un appareil énergique comme l'est le corset en celluloïde, il serait imprudent de l'abandonner sans aucun soutien. Il faut une transition entre le tuteur solide et... rien.

C'est le rôle du corset en coutil.

Le modèle que nous conseillons, sera établi de la façon suivante : à dos clos, épaules prises et à deux laçages latéraux-avant. Le busc sera aussi souple que possible, une large baleine ou mieux encore, deux ressorts jumellés de 2 centimètres de largeur soutiendront le dos, au niveau du rachis. Une *palissade* de baleines fines et souples, amincies à leur extrémité, garnira entièrement les deux flancs.

Une double paire de jarretelles, en avant et sur les côtés, assureront une bonne assise à tout l'ensemble.

Au-dessus de ce corset seront placées les épaulières, ainsi confectionnées :

Embrassant le moignon de l'épaule, d'une mince patte, l'épaulière recouvrira complètement l'omoplate, descendra vers la taille et, se terminant par une jarretelle de tissu élastique très résistant, viendra s'attacher au bas de la jambe correspondant à l'épaule. Il y aura donc une traction hélicoïdale s'exerçant sur l'omoplate et dessinant la taille. Il sera fait, naturellement de même, pour l'épaule opposée, et les deux jarretelles, venant se croiser par-devant, assureront une traction constante et régulière.

Ces corsets peuvent être confectionnés par toute professionnelle adroite. Ils ne présentent aucune difficulté particulière et ne réclament que les qualités ordinaires de tous les bons corsets : modeler le corps sans le comprimer.

CONCLUSION

La Scoliose n'est pas l'*opprobre de la chirurgie*.

Nous dirons même que le traitement de cette affection réserve bien des consolations au praticien persévérant.

On *guérit* les scolioses du début, on *améliore* les scolioses confirmées et on *soutient* les scolioses synostosées.

Il ne faut donc pas abandonner les enfants déviés, et se contenter de leur faire porter un corset quelconque ou d'ajouter à leur chaussure une talonnette ! Evidemment, cette affection demande du temps, de la patience et de la bonne volonté de la part des parents, de l'enfant et du médecin.

Ne nous laissons pas emporter par le tourbillon de la vie actuelle qui n'admet que les résultats instantanés. Rappelons-nous le travail et les succès des Delpech, des Pravaz... reprenons leur trace et perfectionnons leur art en utilisant tous les progrès que la science moderne met à notre disposition.

TABLE DES MATIÈRES

Préface du Professeur Duret.................... 5

Avant-Propos.................................. 11

PREMIÈRE PARTIE — *LA SCOLIOSE*

Chapitre premier

Généralités

Généralités... 15-28

Chapitre II

Les différentes scolioses.

Rachitique, son traitement. — Pleurétique. — Professionnelle. — Compensatrice................... 31-59

Chapitre III

La scoliose essentielle.

Ses caractères morphologiques. — Scoliose et mal de Pott. — Hérédité. — Etiologie. — Mobilier scolaire. — Anatomie pathologique............. 61-111

DEUXIÈME PARTIE — *LE TRAITEMENT*

Chapitre premier

Le traitement général.

Alimentation. — Sa physiologie. — La marche. — La course. — Le saut. — Le lit. — Le piano.. 115-132

Chapitre II

Le traitement particulier.

Mécanothérapie générale. — Arthromoteur général du Docteur Bidou. — Mécanothérapie orthopédique. — Appareils B et C, du Docteur Bidou. — La gymnastique spéciale. — Ses principes. — Description des mouvements particuliers.—Gymnastique respiratoire. — Gymnastique abdominale. — Massage. — Electrisation.—Plan incliné. 135-205

Chapitre III

Les appareils de mesure.

Scoliographe automatique et Cyphocostomètre du Docteur Bidou 207-223

Chapitre IV

Les appareils de prothèse orthopédique.

Les différentes substances employées en prothèse orthopédique. — Le celluloïde. — Le moulage. — Comment il faut prendre un moulage 227-239

Conclusion 239

~~~~~~~~~~

1504-12. — Imprimerie F. Blétit, 40, rue La Fontaine, Paris.
~~~~~~~~~~